中医适宜技术操作入门丛书

图解

推拿功法

● 总　主　编　张伯礼

● 副总主编　郭　义

● 主　编　孙　庆　王金贵

U0206804

中国健康传媒集团

中国医药科技出版社

内 容 提 要

本着"看得懂、学得会、用得上"的编写原则，本书重点突出推拿功法的临床操作技术及相关知识。全书图文并茂，更配以操作视频，用二维码的形式附于正文相应位置，方便实用，真正实现"看得见的操作、听得见的讲解"。适用于广大针灸临床工作者、爱好中医传统疗法的医疗工作者、基层大夫、各级诊所大夫及中医爱好者参考使用。

图书在版编目（CIP）数据

图解推拿功法 / 孙庆主编 . — 北京：中国医药科技出版社，2018.1
（中医适宜技术操作入门丛书）
ISBN 978-7-5067-9627-9

Ⅰ . ①图… Ⅱ . ①孙… Ⅲ . ①推拿—图解 Ⅳ . ① R244.1-64

中国版本图书馆 CIP 数据核字（2017）第 250723 号

本书视频音像电子出版物专用书号：

ISBN 978-7-88728-201-9

美术编辑 陈君杞

版式设计 也 在

出版 **中国健康传媒集团** | 中国医药科技出版社

地址 北京市海淀区文慧园北路甲 22 号

邮编 100082

电话 发行：010-62227427 邮购：010-62236938

网址 www.cmstp.com

规格 710 × 1000mm $\frac{1}{16}$

印张 15 $\frac{1}{2}$

字数 221 千字

版次 2018 年 1 月第 1 版

印次 2018 年 9 月第 2 次印刷

印刷 北京盛通印刷股份有限公司

经销 全国各地新华书店

书号 ISBN978-7-5067-9627-9

定价 **45.00 元**

本书编委会

主　　编　孙　庆

副主编　董　桦　荣　兵　杜书浩

编　　委　（按姓氏笔画排序）

尹中雅　孙　鹏　杨铁军

邱　鹏　张　任　张其镇

张海蛟　赵　祥　赵红义

潘明柱

图片摄制　田　斌　尹中雅　吴秋君

王序

中医药是中国古代科学技术的瑰宝，是打开中华文明宝库的钥匙。一直以来，中医药以独特的理论、独特的技术在护佑中华民族健康中发挥着独特的作用。正如习近平总书记在全国卫生与健康大会上所强调的，中医药学是我国各族人民在长期生产、生活和同疾病做斗争中逐步形成并不断丰富发展的医学科学，是我国具有独特理论和技术方法的体系。

"千淘万漉虽辛苦，吹尽狂沙始见金。"从针刺到艾灸，从贴敷到推拿，从刮痧到拔罐，这些技术经过历史的筛选，成为中医药这个宝库中的珍宝，以其操作便捷、疗效独特、安全可靠受到历代医家的青睐，并深深地融入人民群众的日常生活中。这些独特的技术不仅成为中医药独特的标识基因，更成为人民群众养生保健、疗病祛疾的重要选择。

党的十八大以来，以习近平同志为核心的党中央把中医药提升到国家战略高度、作为建设健康中国的重要内容，提出了一系列振兴发展中医药的新思想、新论断、新要求，谋划和推进了一系列事关中医药发展的重大举措，出台了《中华人民共和国中医药法》，印发了《中医药发展战略规划纲要（2016—2030年）》，建立了国务院中医药工作部际联席会议制度，发表了《中国的中医药》白皮书，推动中医药从认识到实践的全局性、深层次的变化。

刚刚胜利闭幕的党的十九大，作出了"坚持中西医并重，传承发展中医药事业"的重大部署，充分体现了以习近平同志为核心的党中央对中医药工作的高度重视和亲切关怀。这为我们在新时代推进中医药振兴发展提供了遵循、指明了方向。

习近平总书记指出，坚持中西医并重，推动中医药与西医药协调发展、相互补充，是我国卫生与健康事业的显著优势。近年来，我们始终坚持以人民为中心的发展思想，按照深化医改"保基本、强基层、建机制"的要求，在基层建立中医馆、国医堂，大力推广中医适宜技术，提升基层中医药服务能力。截至2016年底，97.5%的社区卫生服务中心、94.3%的乡镇卫生院、83.3%的社区卫生服务站和62.8%的村卫生室能够提供中医药服务。"十三五"以来，我们启动实施了基层中医药服务能力提升工程"十三五"行动计划，把大力推广中医适宜技术作为工作重点，并提出了新的更高的要求。

在世界中医药学会联合会中医适宜技术评价与推广委员会、中国健康传媒集团和天津中医药大学的大力支持下，张伯礼院士、郭义教授组织专家对21种中医适宜技术进行了系统梳理，包括拔罐疗法、推拿罐疗法、皮肤针疗法、火针疗法、刮痧疗法、耳针疗法、电针疗法、水针疗法、微针疗法、皮内针疗法、子午流注针法、刺络放血疗法、穴位贴敷疗法、穴位埋线疗法、艾灸疗法、自我康复推拿、小儿推拿、推拿功法、伤科病推拿、内科病推拿、食养食疗法，从基础理论、技法介绍、临床应用等方面详细加以阐述，编纂成《中医适宜技术操作入门丛书》。该丛书理论性、实用性、指导性都很强，语言通俗，图文并茂，还配有操作视频，适合基层医务工作者和中医爱好者学习使用。

希望这套丛书能够让中医适宜技术"飞入寻常百姓家"，更好地造福人民群众健康，为健康中国建设作出贡献。

国家卫生计生委副主任
国家中医药管理局局长
中华中医药学会会长
2017年10月

张序

2016 年 8 月，全国卫生与健康大会在北京召开。这是新世纪以来，具有里程碑式的卫生工作会议，吹响了建设健康中国的号角。习近平总书记出席会议并发表重要讲话。他强调，没有全民健康，就没有全面小康。要把人民健康放在优先发展的战略地位，以普及健康生活、优化健康服务、完善健康保障、建设健康环境、发展健康产业为重点，加快推进健康中国建设，为用中国式办法解决世界医改难题进行了具体部署。

习近平总书记指出，在推进健康中国建设的过程中，要坚持中国特色卫生与健康发展道路。预防为主，中西医并重，推动中医药和西医药相互补充、协调发展，努力实现中医药健康养生文化的创造性转化、创新性发展。中医药要为健康中国建设贡献重要力量。

中医药学是中华民族在长期生产与生活实践中认识生命、维护健康、战胜疾病的经验总结，是中国特色卫生与健康的战略资源。广大人民群众在数千年的医疗实践中，积累了丰富的防病治病经验与方法，形成了众多有特色的中医实用适宜技术。前几十年，由于以药养医引致过度检查、过度医疗，使这些适宜技术被忽视，甚至丢失。这些技术简便验廉，既可以治病，也可以防病保健；既可以在医院使用，也可以在社区家庭应用，在健康中国的建设中大有可为，特别是对基层医疗单位具有重要的实用价值。

　　记得 20 世纪六七十年代有一本书，名为《赤脚医生手册》，这本深紫色塑料皮封面的手册，出版后立刻成为风靡全国的畅销书，赤脚医生几乎人手一册。从常见的感冒发热、腹泻到心脑血管疾病和癌症；从针灸技术操作、中草药到常用西药，无所不有。在长达 30 年的岁月里，《赤脚医生手册》不仅在经济不发达的缺医少药时代为我们国家培养了大量赤脚医生和基层工作人员，解决了几亿人的医疗问题，立下汗马功劳，这本书也可以说是全民健康指导手册。

　　编写一套类似《赤脚医生手册》的中医适宜技术丛书是我多年的夙愿。现在在医改深入进程中，恰逢其时。因此，我们组织天津中医药大学有关专家，在世界中医药学会联合会中医适宜技术评价和推广委员会、中国针灸学会刺络与拔罐专业委员会的大力协助下，在中国医药科技出版社的支持策划下，对千百年来医家用之有效、民间传之已久的一些中医适宜技术做了比较系统的整理，并结合医务工作者的长期实践经验，精心选择了 21 种中医适宜技术，编撰了这套《中医适宜技术操作入门丛书》。

　　丛书总体编写的原则是：看得懂，学得会，用得上。所选疗法疗效确实，安全性好，针对性强，重视操作，力求实用，配有技术操作图解，清晰明了，图文并茂，并把各技术操作方法及要点拍成视频，扫二维码即可进入学习。本丛书详细介绍了各种技术的操作要领、操作流程、适应证和注意事项，以及这些技术治疗的优势病种，使广大读者可以更直观地学习，可供各级医务工作者及广大中医爱好者选择使用。当然，书中难免会有疏漏和不当之处，敬请批评指正，以利再版修正。

中国工程院院士

天津中医药大学校长　　张伯礼

中国中医科学院院长

2017 年 7 月

前言

　　中医是中华民族在长期的生产与生活实践中认识生命、维护健康、战胜疾病的宝贵经验总结。广大人民群众在数千年的医疗实践中积累了丰富的防病治病的方法，从而形成了众多中医特有的实用疗法。它们是我国传统医学宝库中的一大瑰宝，也是中医学的重要组成部分。

　　为了继承和发扬这些中医特有的宝贵经验，普及广大民众的医学保健知识，满足广大民众不断增长的自我保健需求，中国医药科技出版社和世界中医药学会联合会组织有关专家，根据中医药理论，对千百年来民间传之已久、医家用之于民、经实践反复验证而使用至今的一些中医实用技术做了系统整理，并结合医务工作者们的长期实践经验，精心选择了21种中医实用疗法，编撰了这套《中医适宜技术操作入门丛书》。

　　本丛书所选疗法疗效确实，针对性强，有较高的实用价值。本着"看得懂，学得会，用得上"的原则，我们在编写过程中重视实用和操作，文中配有操作技术的图解，语言表达生动具体、清晰明了，力求做到图文并茂，并把各技术操作方法及要点拍成视频，主要阐述它们的技术要领、规程、适应证和注意事项，使广大读者可以更直观更简便地学习各种技术的具体操作流程。这些适宜技术不但能够保健治病，在关键时刻还可以救急保命，具有疗效显著、取材方便、经济实用、操作简便、不良反应少等特点，非常适合基层医疗机构推广普及，有的疗法老百姓也可以在医生的指导下用来自我治病和保健。

本丛书在编写过程中得到了世界中医药学会联合会和中国医药科技出版社的大力支持，中医界众多同道也提出了许多有建设性的建议和指导，由于条件有限，未能一一列出，在此我们深表谢意。由于编者水平有限，书中难免会有疏漏和不当之处，敬请批评指正。

丛书编委会

2017 年 7 月

编写说明

《图解推拿功法》是《中医特色疗法入门图解丛书》中的一部分，本套丛书为入门图解，图片丰富详实，面对人群为高知识水平大众、基层中西医医生、希望掌握临床技能的学生等。本书旨在使读者能够"看了就懂，拿来就用，用了即效"，以提高读者尤其是推拿医务工作者身体素质和专项技能为主要目的的传统及现代练功方法，积极体现其系统性和传承性。

图解推拿功法是一门实践性较强的专业基础课程，综合参考整理出行之有效的推拿练功手法，使广大读者通过本课程的学习以达到增强体能、强身健体、为推拿手法学的学习打下基础的目的。该书的编写立足于学科特点、专业特点，以中医基础理论为指导，结合现代科学研究的最新成果，系统、全面地介绍推拿功法的学术体系。

全书分为三个篇章，第一篇基础篇主要介绍推拿功法的起源、基本概念、学习意义以及基础理论和基础知识；第二篇功法篇分为徒手、器械和医疗气功练习等；第三篇附篇主要分为常用腧穴、推拿功法常用术语和古籍节选。

《图解推拿功法》是由天津中医药大学针灸推拿学院院长、天津中医药大学第一附属医院推拿学学科带头人以及长期从事推拿功法教学的专家组成编委会，坚持以人为本，充分体现最新的推拿功法教学改革方向和改革成果，以提高丛书质量为核心，全面推进惠民教育，实施精品战略，强化质量意识，突出科学性、先进性、专业性、启发性与实用性。积极应用现代媒体技术，增强学习兴趣，轻松增进学习深度。就此各位编写人员及拍摄编制人员付出了不懈努力，在此一并表示感谢。

本书在编写过程中，限于水平原因，难免存在不足及疏漏之处，敬请读者勇于指出，以便今后修订更加完善。

编　者

2017 年 6 月

目录
CONTENTS

001~056

基础篇

基
础
篇

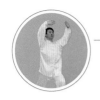

057~217

功法篇

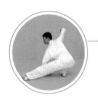

图解
推拿功法
TUJIE
TUINA
GONGFA

219~229

附
篇

附
篇

基础篇

概论

推拿功法，是通过各种锻炼方法，激发人体潜能，增强推拿医生的体质和素质，以达到充分发挥推拿的临床疗效的目的。本章将从推拿功法起源、推拿功法基本概念及推拿功法学习意义分节介绍。

第一节 起源

推拿功法在我国历史悠久，其渊源可追溯到原始时代先民们的生产实践。原始人在劳作过程中体会到劳动时付出体力，会感到呼吸加快、身体发热，停息时，呼吸平稳、身体凉爽。这种简单的劳动和静息方式就是"动功"与"静功"这两种基本形式的起源。正如《素问·移精变气论》中记载："往古人居禽兽之间，动作以避寒，阴居以避暑。"这里的动作，指的就是古老的导引，所以说功法起源于生产劳动。随着时间的推移，古人在原有基本动作的基础上不断地增加一些简单的仿生动作或形式，便形成了各种功法。推拿功法主要由古代舞式体操、导引、按摩、角斗演变发展而来。

一、起源于古代舞式体操

古代舞式体操，根据《吕氏春秋·古乐篇》中记载："昔陶唐之始，阴多郁滞而湛积，水道壅塞，不行其源，民气郁阏而滞著，筋骨瑟缩不达，故作舞以宣导之。"水气壅滞，湿冷阴郁，最易侵袭关节，导致疼痛，古人通过舞蹈动作，活动肢体关节，宣畅气血，振奋阳气，以祛除水湿之气。这就是古人通过自身做某些特定的肢体活动来防治疾病的锻炼方法之一。

二、起源于导引

导引，据《一切经音义》中记载："凡人自摩自捏，伸缩手足，除劳去烦，名为导引。"唐代王冰注《黄帝内经·素问》曰："导引，谓摇筋骨，动支（肢）节。"说明导引为一些特定的动作，古代的导引术不仅自身做某些特定的肢体动作，而且还增加自我按摩动作来防治疾病。湖南长沙马王堆汉墓出土的《五十二病方》和绘有各种导引姿势的《导引图》，是迄今为止我国发现的年代最早的导引图谱，为后世功法的繁荣发展奠定了理论基础。

三、起源于古代按摩

古代的按摩，和现在是有很大的不同的，虽然称之为按摩，但实际上多半为体操。如孙思邈《备急千金要方》所载的"老子按摩法"、"天竺国按摩法"中的内容并无自摩自捏动作，反而全是各种各样的体操动作。清代郑文悼在《医故》中讲："古人按摩，皆躬自运动，振、掫、顾、拨、捺、拗、伸，通其百节之灵，尽其四肢之敏。"在《素问·异法方宜论》中记载更清楚："中央者，其地平以湿，天地所生万物也众，其民食杂不劳，故多痿厥寒热，其治宜导引、按跷，故导引、按跷者亦从中央出也。"指出在当时痿厥、寒热之症，均可用导引、按跷为治疗方法，并指出导引、按跷起源于黄河流域。

四、起源于角斗

角斗，早期作为一种军事体育，起源极早。在公元前，每次部落战争以后，各个部落成员相互之间研究强身与技击之法，角斗和拳击就是基于这种实际需要而发展起来的。甲骨文中的"斗"字，为两人搏斗，类似于角力。角力，既可作为习武之法，也可算作强身之道。自火器发明以后，角力主要作为一种体育锻炼，如太极拳，其本身就是以养生为主，太极拳口诀有"详推用意终何在，益寿延年不老春"。总之，角斗、武术拓宽了功法发展的道路。

第二节　基本概念

推拿功法是指以提高医生推拿手法技能和临床应用水平为目的的功能锻炼方法。

所谓"功"者，皆功夫也，人体通过各种特定的肢体运动进行自我锻炼，使自身的局部和整体的机能得到提高和改善，这些功能，我们称之为"功"。这种功夫主要由功力、功底、功时等要素组成。功力是练功的效果；功底是一个人的练功素质及悟性；功时是指累计练功的时间。

所谓"法"，就是练功的方法及法则，主要有徒手推拿功法练习、器械推拿功法练习、推拿医疗气功练习等。推拿功法就是推拿医师以自己和患者的身体为对象，以增强体质和扶助正气为目的，通过有意识的自我调控身心的活动，以调整内脏功能，防治身心平衡失调，同时能增强指力、臂力、腰力和腿力，以内蓄功夫和积聚霸力，达到外强内壮的目的。

因此，推拿医生经过功法锻炼使自身具有充沛的精力，强健的体魄，深厚的功夫，持久的耐力和体力，灵活的关节，敏锐的指感，以便于能熟练掌握和运用推拿手法，从而充分发挥推拿的临床疗效，胜任推拿医疗工作，这些就是推拿功法训练的目的所在。

第三节 学习意义

一、推拿功法与医者体魄

作为一名推拿医者，必须具备良好的身体素质和心理素质。据《黄帝内经·灵枢·官能篇》记载："语徐而安静，手巧而心审谛者，可使针灸，……缓节柔筋而心和调者，可使导引行气。"这篇经文是专讲如何根据医生本身的素质来任用医生的，文中讲到如果这位医生是个关节松活、筋骨柔韧且心平气和的人，就适合作导引行气方面的医生，即相当于后世的推拿、功法方面的医生。

现代研究认为，推拿是一种长时间、高强度、消耗较多能量的体力与脑力相结合的劳动，因而对医生的体力有很高的要求，所以推拿医生必须具备健康的体魄和良好的体能。曾经有研究发现，推拿功法对心血管功能有着较好的锻炼作用，并可使肺功能增强，同时可双向调节人体肠胃功能，系统锻炼全身主要肌肉等。

二、推拿功法与推拿手法

推拿医生主要是运用各种推拿手法在患者特定的穴位、经络或部位进行治疗。因此，推拿手法的功力技巧，是推拿疗效差异的关键因素。良好的推拿手法必须具备"均匀、持久、有力、柔和、渗透"五大要素，必须具有强劲的指力、臂力、腰力、腿力及整体力，同时也必须具备规范的手形、身形、步形。这些众多的手法要求，并不能完全依靠体育锻炼完成，必须经过特定的推拿功法锻炼，古谓"工欲善其事，必先利其器"，只有熟练掌握合适的推拿功法，方能更好地为临床服务。

推拿功法可以保证手法对经络穴位的刺激，能积累到产生较好的疗效。

"易筋经"就是在调身、调息、调心基础上，着重进行较长时间的肌肉静止性锻炼，经过长期的锻炼，可以增加持久用力和静止性用力，从而增强全身肌肉的持久力。

"少林内功"主要锻炼全身的"霸力"，这种类型的力，要求在全身放松的基础上，发出一定强度的肌肉紧张力，是特异性的技巧力，这对于推拿手法中的"振法"、"抖法"、"扳法"等手法的练习有着极大的帮助。

"太极拳"中"推手"训练主要是针对推拿手法的均匀、柔和，通过两人搭手对练，做到不僵、不顶、不脱，可以锻炼各关节的灵活度，使手法变换协调，连接自然，频率均匀，劲力柔和。如"擦法"中要求腕关节屈伸与前臂旋转结合起来，频率每分钟120~160次，常人很难做到如此高的频率和技巧，我们通过推手中"腕背推"、"三盘推"可以有效地解决上述手法徒手训练的难点。

推拿手法中的"渗透"，是患者对手法刺激的感应和手法对疾病的治疗效应。渗透的手法刺激，不仅仅作用于体表，而且可以克服衣物、软组织的阻力，达到深处的筋脉骨肉，甚至脏腑，这就要求推拿医生在手法治疗时，要集中意念，气力相随，通过手法的作用把医生本身所具备的"功力"最有效地传递给患者。推拿功法要求医生在练功时，要"以意行气，以气贯力"使内在的劲力从手上发出，如"少林内功"功法中"前推八匹马"，要求练功者意气贯掌，劲力含蓄，这对"擦法"产生透热效果会有帮助。

临床实践证明，一个出色的推拿医生，其手法的感觉也必定是超群的，所谓"一旦临证，手随心转，法从手出"。我们在练习推拿功法时应着重加强意念练习，使推拿功法与临床医疗密切结合。

与手法相对应的还有身法、步法。一个优秀的推拿医生，在治疗中，整体的姿态、步法在符合手法要求的基础上，还必须协调优美，如"摇法"就要求抬手、弓腿、俯身配合协调，使手法操作端正、规范。

总之，通过推拿功法的学习，可以增强手法功力、技巧，经过长期的练功，使手法真正达到均匀、柔和、持久、有力、渗透。

三、推拿功法与患者自我锻炼

《黄帝内经·素问·评热病论》载:"邪之所凑,其气必虚。"人之所以得病,是因为其正气不足以抵御邪气的入侵。推拿功法可以指导患者有目的地选择一些功法进行锻炼,以培养正气,扶正法邪,配合推拿医生进行手法治疗。运用得法,可收到令人满意的疗效。

当然,患者在自我锻炼推拿功法时,必须在推拿医生的指导下,进行正规的锻炼,体会功法的要领,持之以恒,循序渐进,方能达到较好的治疗效果和康复作用。

(赵红义　赵祥)

基础理论

第二章

推拿功法是调身——运用姿势的调整；调息——呼吸的锻炼，内气运行的掌握；调心——身心的松弛与安静，意念的集中与运用。三者相结合，以内练精、气、神，外练筋、骨、皮为主的一种整体锻炼身心的功法。通过锻炼，可以培育和增强自身元气，充实脏腑之气，活跃经络之气，从而改善身体素质，发展人体机能潜力，具有防病治病，保健康复，强身壮体，益寿延年的功效。其作用与机理契合中医基础理论，并以中医基础理论为指导。本章将从阴阳五行学说与推拿功法的关系、脏腑经络学说与推拿功法的关系、精气神学说与推拿功法的关系分节介绍。

第一节　阴阳五行学说与推拿功法的关系

一、阴阳学说与推拿功法的关系

阴阳学说形成于商周时代，古人发现宇宙间的万事万物都包含着相互对立的两个方面，诸如天与地，日与月，水与火，昼与夜，寒与热，动与静，表与里，生与死等。它们既相互依存，又相互制约，通过此消彼长而促进事物的运动变化。这种矛盾着的两个方面被古代学者们概括为阴与阳，并认为阴阳的对立统一活动可以认识客观世界的规律。《周易·系辞传》说："一阴一阳之谓道"，《素问·宝命全形论》说："人生有形，不离阴阳。"《素问·至真大要论》说："谨察阴阳所在而调之，以平为期。"等，都是以阴阳学说阐明人体的组织结构、生理功能和疾病的发生发展规律，并指导着临床诊断和治疗各方面。

阴阳学说在中医学上，有以下几个基本内容：

阴阳的相互对立

阴阳学说认为一切事物都存在着相互对立的两个方面，这两个相反的方面不断的相互排斥、相互斗争，推动着事物的发展与变化，如《素问·疟论》说："阴阳上下交争，虚实更作，阴阳相移。"并且阴阳之间还相互制约，以求达到动态中的"阴平阳秘"。

阴阳的相互依存

明阳既是互相对立，又是相互依存的，因为事物的任何方面都要有与其相对应的另一面作为参照物，任何一方都不能脱离另一方而单独存在。阳依存于阴，阴依存于阳，这种相互依存关系称之为"互根"。《医贯砭·阴阳论》说："阴阳又名互为其根，阳根于阴，阴根于阳。无阳则阴无以生，无阴则阳无以化"反之，则如《素问·生气通天论》说："阴阳离决，精气乃绝。"

阴阳的相互消长

阴阳虽然相互对立，相互依存，却并不是处于静止不变的状态，而是在相互平衡的状态下，处于互为消长的运动变化之中，如果消长过程超出一定的限度，就会破坏阴阳的相对平衡，出现某一方面的偏盛偏衰，即《素问·阴阳应象大论》所说："阴胜则阳病，阳胜则阴病，阳胜则热，阴胜则寒。"

**阴阳的
相互转化**

阴阳双方虽然是相互对立，相互依存的，但在一定的条件下，可以各自向其相反方向转化，阳也可转化为阴，阴可转化为阳。《素问·阴阳应象大论》中云："重阴必阳，重阳必阴。"和"寒极生热，热极生寒"。

推拿功法运动是调动体内阴阳，使之保持动态平衡。阴阳学说在推拿功法中得到了广泛的应用，如动为阳，静为阴。因此在练功过程中要求动静结合，互为补充。在意念的运用上同样区分阴阳，凡是要补阳升阳的，可守印堂和百会，使意念向上；凡是要养阴潜阳的，可守会阴和涌泉，使意念向下。在呼吸锻炼方面，呼为阳，吸为阴，阳亢者多呼以潜阳，阴虚者多吸以滋阴。在动作锻炼方面，向上、向外、轻快、刚性的属阳，多习练此类动作，可提升人体阳气；向下、向里、重缓、柔性的属阴，多习练此类动作，可潜阳补阴。

在"天人合一"的整体观指导下，推拿功法练习应该"法于阴阳，和于数术"（《素问·上古天真论》），人体作为一个动态平衡的整体，应与自然界的变化协调一致。

二、五行学说与推拿功法的关系

五行，即木、火、土、金、水五种物质的属性及其运动变化的规律。五行学说认为，世界是由具有木、火、土、金、水五种属性的物质所构成的。这五种属性间的相互运动，决定了事－物或现象的发生发展。五行学说在认识事物的运动和变化规律上较阴阳学说更为细致和深入。

《灵枢·阴阳二十五人》篇中说："天地之间，六合之内，不离于五，人亦应之，非徒一阴一阳而已也。"中医认为五行归属同样可以反映在人体上，并采用五行取类比象的方法将人体分为五大功能系统，各系统间通过五行之间的生克制化即相生、相克、相乘、相侮的平衡来维持其正常的生理活动，一旦其中某一环节的平衡被打破，人体就会发生病理变化。

相生 是表现事物间正常的相互资助，相互养育，相互促进的关系。

相克 又指相胜，是指一类事物对另一类事物具有承袭、克制等作用。

相乘 指承袭之意，即乘虚而袭之，是克制太过的表现。

相侮 是指超出了正常的范围，而引起的一种异常克制，在克制的强度上可能有所异常，但主要是在克制的方向上，出现了反向的克制，所以又称之为"反克"。

五行学说在运用过程中，将事物与五行属性相类比，具有与五行属性相类似的事物便将其归属于某行。如方位配五行，旭日东升，与木之升发特性类似，故东方归属于木；南方炎热，与火之炎上特性类似，故南方属火。又如五脏配五行，脾主运化与土之化物特性相类似，故脾归属于土；肺主肃降与金之肃杀特性相类似，故肺归属于金。

早在《黄帝内经》时期就已经有五脏、五音、五方、四季与五行相配的练功方法。如"六字诀"中六字吐纳法用于治疗疾病时，应首先辨明疾病所属的脏腑和经络，再分别选用相应的发音，如肝嘘、心呵、脾呼、肺呬、肾吹等方法。在养生时则根据五行配属的季节着重锻炼某个吐音，如春嘘、夏呵、长夏呼、秋呬、冬吹等。所以五行学说可以用来具体指导各种功法的锻炼。

第二节　脏腑经络学说与推拿功法的关系

一、脏腑学说与推拿功法的关系

中医的脏腑学说是研究人体脏腑生理功能、病理变化及其相互关系的学说。它把人体看成一个有机整体，并分成五个系统，即肝、心、脾、肺、肾五大功能系统，各系统分司其职，通过经络联结在一起，相互依存、相互联系，共同维持人体的功能平衡。

心

心主神明。《素问·六节藏象论》说："心者，生之本，神之处也。"这里的"神"是指各种思维活动的集中表现，它与心的关系是：心是生命的根本，神居于心中，为心所主。所以我们在练功时，可以通过意念的集中、思想的入静、肌体的松弛，从而达到调养心神的作用，使心神在不受任何外物干扰的条件下，发挥其协调脏腑的功能，使各脏腑之间的关系，达到相对的平衡。"心者，五脏六腑之大主也"，而"主明则下安，以此养生则寿，……主不明则十二宫危"。这说明，通过练功可以使心神安宁，能让各脏腑各司其职，发挥其应有的作用，从而达到身体健康的目的。

心

心主血脉。《素问·痿论》中说："心主身之血脉。"血液来源于脾胃运化的水谷精微，而血液能在血脉中运行，周流不息，以营养全身，主要依赖于心气的推动。通过练功使心神安宁，心气便能更好地发挥其推动血液运行的功能。具体反映在练功后脉搏和缓有力，面色红润。如《素问·六节藏象论》云："心者，……其华在面，其充在血脉。"

肝

肝主疏泄，是指肝具有疏散宣泄功能，主要和人体气机的畅通有关。《素问·阴阳应象大论》中说："在志为怒，怒伤肝。"《素问·灵兰秘典论》又说："肝者，将军之官，谋虑出焉。"其中的怒和谋虑都是一种思维活动，可见肝与人的情志活动密切相关。

五行中，肝属木，肝木喜疏畅条达而不喜抑郁。若急躁多怒，气郁化火，则易使肝阳上亢，引起疾病。因此在练功过程中放松入静，神情安宁，能使肝气舒畅条达。所以我们在练功后常可以感到气血平和，心情舒畅。在治疗肝阳、肝风时，宜结合"血之与气并走于上"的理论，而着重使上部气血相对地在练功中通过动作和意念向下导引，使气血下行，从而改善上盛下虚的局面，以达到平肝潜阳的作用。

脾

脾居于中焦，主运化，主肌肉，主统摄血液。脾主运化，常常与胃的受纳不可分割，脾与胃的功能密切相关，因此脾胃经常连称，所以《素问·刺节真邪篇》云："真气者，所受于天，与谷气并而充身者也。"真气虽然来源于先天，但必须得有后天水谷之精气的不断补充，才能发挥其功能，

脾

而后天水谷精气来源于胃的受纳，脾的运化转输。故称："脾为后天之本"，又有"有胃气则生，无胃气则死"的说法。

因此，功法锻炼非常重视脾胃，如腹式呼吸，意守丹田等，都能使人的唾液和胃液等消化液分泌增多，并能增强横膈肌运动幅度，改变腹内压力，使腹部温度升高，加强腹部的气血循环，对肠胃可起到极好的"按摩"作用。如八段锦、五禽戏、调息筑基功等都有调理脾胃的功能。久久练之，可以使三焦气机通畅，运化水谷机能健旺，从而促进营卫气血津液的化生。所以经常进行推拿功法锻炼，可使食欲、食量显著增加，体力随之增强，面色渐趋红润，从而促进身体健康。

肺

肺主气，司呼吸。《素问·阴阳应象大论》云："天气通于肺。"《灵枢·刺节真邪论》云："真气者，所受于天，与谷气并而充身者也。"《灵枢·九针论》中云："肺者，五脏六腑之盖也。"明·赵献可在《医贯》中作了进一步的阐述："喉下为肺，两叶白莹，谓之华盖，以覆诸脏，虚如蜂窠，下无透窍，故吸之则满，呼之则虚。一呼一吸，本之有源，无有穷也。乃清浊之交运，人身之橐籥。"此处橐籥即指往来呼吸。功法练习中的呼吸锻炼，可以使天地之精气以纳，脏腑之浊气以吐。所吸入之天气，不但充实了真气，并可以进一步推动气血在全身的运行，使全身气血流畅，五脏六腑、四肢百骸都得到营养并充满活力。

肺主降，肾主纳。"肺为气之主，肾为气之本。"通过有意识的"气沉丹田"，可以加强"肾主纳气"的功能。通过一定的锻炼，可以达到"胎息"的程度，即呼吸时可使"鸿毛着鼻而不动"机体能量消耗明显减少，这时肺的后天

肺

之气与肾的先天精气通过降纳而结合，化成为人体的真气，使人体内部能量迅速聚集加强，这就是古人强调练胎息之原因所在。

肺主皮毛。《素问·五脏生成论》云："肺之合皮也，其荣毛也。""皮毛"指身三表，包括皮肤、汗腺与毛发等组织。通过有意识的柔和自然的呼吸锻炼，也常常可以感到皮肤温暖，或微微出汗，阳虚畏冷的人，因此可得到改善。易于感冒的人，练功后其感冒的次数减少，这就是肺气增强、腠理肥实的缘故。

肾

"腰者，肾之府。"肾居于腰部，它的主要功能是主水、藏精、纳气。故谓之生命之源，先天之本。肾内藏元阴、元阳，是人体生命活动的源泉。

两肾之间有命门，亦属"肾"的范畴。肾所藏之精，需依赖命门之火温煦，才能发挥其滋养体内各部分器官和繁殖后代的作用。而脾胃的功能，亦需靠命门之火温煦，才能完成正常的腐熟水谷和运化精微的任务。故曰："命门者，相火也，相火代君行事，故曰小心。"可见命门在人体之中占有重要的地位。

功法练习中，正是通过呼吸的开阖升降作用，意守丹田，或直接意守命门，以使命门的作用加强，从而能更好地发挥五脏六腑的作用。在太极拳运动中，以"主宰于腰"为前提，由腰部来带动四肢，使"全身一动无有不动"来加强命门的作用。此外，通过功法锻炼能够使真气充足，元阴元阳可以互济互根，肾水可以上济心火。练功可以使元阴充足，这表现在练功中常常产生多量的津液。

肾

脏腑之间通过经络相互联系，以气血津液为其活动的物质基础，同时通过相生相克来互相调节，维持机体的协调和平衡。通过推拿功法的练习，可以使脏腑之间联系更为紧密，从而整体提高身体素质。

二、经络学说与推拿功法的关系

经络学说是中医学基础理论重要的组成部分之一，主要由十二经脉和奇经八脉组成。

经气是由元气所派生的，经络中运行的经气，是元气中最活跃的部分，也被称之为内气，而且通过功法练习是可以被人感知的。很多功法便是通过凝神入一定的气穴，结合返观，内视机体的情况。由此可见功法与经络两者的关系密切。

功法与经络的关系中又以与奇经八脉的关系最为密切，而奇经八脉中又以任、督两脉最为关键。明·杨继洲在《针灸大成》中说："人身之任督，从腹背言，天地之子午也；以南北言，可以分、可以合者也。分之以见阴阳之不杂，合之以见浑沦之无间，一而二，二而一也。"李时珍在《奇经八脉考》对此更直接指出："任督两脉，乃身之子午也，乃丹家阳火阴符升降之道，坎水离火交媾之乡。"从而说明任督两脉是内气循环升降之隧道。也就是说，人体内的经脉之气原是沟通的，但一般人体会不到，而通过功法练习，充实了元气，活跃了经气，故在入静状态下可感知到这种内气循行的情况。

周天的功法与任督两脉的关系更为密切。常称内丹术或周天功。一般以内气在任督脉上周流循环为小周天，又扩大在其他经络路线上周流循环为大周天。也有说法认为人的元气每天在体内运行有其节律性，它是与地支、卦象、部位相结合的。《性命圭旨》中说："人之元气，逐日发生。子时复，气到尾闾；丑时临，气到肾堂；寅时泰，气到玄枢；卯时大壮，气到夹脊；辰时夬，气到陶道；巳时乾，气到玉枕；午时姤，气到泥丸；未时遁，气到明堂；申时否，气到膻中；酉时观，气到中脘；戌时剥，气到神阙；亥时坤，气而归于气海矣。"这种理论与中医学子午流注中的十二地支与脏腑经脉配合的说法是一致的，十二地支配合脏腑经脉是按各经气流经的顺序并根据一天分为十二个时辰，一个时辰流注一经。十二经脉经气的流注过程是从中焦开始，因此，在练功的时候一般从寅时开始为最佳，因为它是一天经气流注的开始，练功有利于推动一天经气的运行流注。

因此，经络学说是推拿功法的练习理论基础。

第三节　精气神学说与推拿功法的关系

精、气、神是构成人体生命活动的主要物质，被当作人体生命活动的原动力与物质基础，它与阴阳五行，脏腑经络等学说共同构成中医的理论基础，并用于指导临床实践。功法更偏重于对精、气、神的直接锻炼，以达到祛病养身，强身壮体，延年益寿之目的。

精是构成人体的基本物质，是人体各种机能活动的物质基础，也是人体各种营养物质的总称。如《素问·金匮真言论》云："夫精者，身之本也。"精可以分为先天之精和后天之精，先天之精是指禀受于父母，来源于先天的精气，又称为生殖之精。正如《灵枢·经脉》说："人始生，先成精，精成而脑髓生。"后天之精是指水谷等营养物质化生的精微物质，通过脾胃的受纳与运化而生成，这些精微物质分别藏于五脏，如《素问·五脏别论》所说："五脏者，藏精气而不泻也。"所以又称脏腑之精。

先天之精与后天之精是相辅相成的。先天之精藏于肾中，是人身之元精，为后天之精的物质基础，但先天之精又必须依赖于后天之精的不断充养，才能发挥其正常功能。

"气"是构成人体和维持人体生命活动的精微物质。气的重要性，正如《难经·八难》中说："气者，人之根本也，根绝则茎叶枯矣。"由于气分布部位的不同且有不同的来源和功能特点，故有了多种不同的名称。如禀受于先天的元气，又称原气、真气、真元之气；来源于呼吸和水谷化生的气称为清气与水谷之气；气在阳分者，即阳气；气在阴分者，即阴气；气在表为卫气；气在脉中为营气；气在心为心气，在肺为肺气，在肝为肝气，在脾为脾气，在胃为胃气，在肾为肾气；在上焦为宗气，在中焦为中气，在下焦为元气等等。而五脏之精气皆元气所化生，其根本位于下丹田。

神有广义和狭义之分，广义的神是人体整个生命活动的总称。狭义的神是指由心所主的神志，即精神、思维活动。"神"从其性质可以分为"元神"和"识神"两种。元神由父母之精在胚胎时形成，又称之为先天之"神"。它具有不受人的精神意识、思维活动的支配而主宰生命活动的功能。"识神"是人出生之后，感受天地自然万事万物后产生的精神意识、思维活动。"元神"和"识神"相互协调统一，共同维持人体正常的生命活动。

精、气、神三位一体，互相关联，互相促进。其中精是基础，气是动力，神是主导，功法锻炼即以这三者为对象，主要目的就在于调养精、气、神。通过锻炼，使在后天生命活动中耗散的精、气、神得到恢复充实，而达到健康长寿之目的。

（赵红义　赵祥）

第三章 基础知识

推拿功法基础知识是推拿功法练习者必须掌握的最基本、最基础功法知识，熟练掌握推拿功法基础知识不仅能使练习者在具体操作中事半功倍，还能使其避免不必要的异常练习功法带来的伤害。本章将从功法练习的基本原则、基本要求、注意事项、常见异常反应预防与处理分节介绍。

第一节 功法练习的基本原则

推拿功法练习必须具备一定的基础知识，这是练功者的必备基础，对其推拿功法的练习有着非常重要的指导意义。同时，通过掌握推拿功法的基本知识，建立理论体系，为动作练习奠定基础，从而可避免在练功过程中出现不必要的偏差和其他的损伤。

推拿功法练习的基本原则

推拿功法练习一般认为是一种防病健体的锻炼方法，但在其练习过程中，保证体力的充沛，防止自我伤损，达到良好的练习效果，必须掌握以下基本原则。

**松紧统一
和谐自然**

"松紧统一"是指在推拿练功中要求**肢体及精神放松**，但不是完全松弛无力，而仍需要一部分肌肉群处于紧张状态，保持松而不懈、紧而不僵、松紧和谐统一。在练功时，既要特别注意身体和精神的"松"，又要保持一定的运动姿势所需肌肉群的紧张不僵硬，同时，在精神意识方面，要结合运动姿势所需的松紧度，来调节精神意识状态，使其和谐一致，以达到和谐、宽松、游刃有余的身心统一自然训练状态。

"和谐自然"是指功法锻炼时自然环境、练习者的心境、练习者的练功动作和练习者的呼吸调节均应达到**和谐统一、自然平和**的状态。功法练习中不要用意过强，不要追求境界和功力过高，要勿忘勿助，散聚结合，似有意似无意，要整体和谐归于自然。所以有"练功贵乎自然"之说，即是在整个推拿功法练习中，和谐自然原则要贯穿各个方面及始终。

松紧有度统一，自然和谐原则是推拿功法练习中最为基本的，亦是训练中最难做到的。只有勤加练习，熟能生巧，才能巩固改进练习技法，并触及更高的功法练习境界。

**动静灵活
内外调畅**

"动"是指动作、运动、活动、活跃，功法练功方式上的动功；"静"是指静止、静态、心静、宁静，与动相对而言，为功法练功方式上的**静功**。二者均包括形体上的、精神意识上的及自然外界三个层面上的含义。

"灵活"不仅指功法练习中动作姿势、呼吸与意念的应用不僵不滞、伸缩有度、变化有常，还指在功法练习的不同阶段，因人、因时、因地制宜，灵活选择或调节功法

**动静灵活
内外调畅**

的难易程度和切入方式。练习者依据自身的身心健康状态和功夫的深浅程度，**灵活机动**调节自己的练习时间、难易程度及频率，做到练功不勉强、功时无长短、全身无不适、形神不疲惫，功后头脑思维清晰、心身舒适愉快。

"内外调畅"是溶于"动静灵活"原则之中，即内外均有动、静，动静均分内、外。内外动静调畅指在功法练习时，做到动静结合，阴阳平衡，使肢体运动自如，灵活调畅，体内**气血**运行流畅不迟滞，呼吸**浅深有制**，以达到内外协调统一的目的和境界。

动静结合、灵活有度、内外兼调的原则是指导具体练习功法的大法，是保障功法练习整体性的基本法则。

**意气相依
形神和合**

"意"是指推拿功法练习时的意念活动，包括**情感意识**、**思维活动**等；"气"是指推拿功法练习时所运的内气，它是在练习功法中、在意念入静后、在内劲不断催生下，由体内气血逐渐升化而成的。练习中，"**意气相依**"是指通过不懈的练习，达到"意之所在，气即至焉"的境界，即意由心生，以意行气，气行力至，做到意与气和，意气相随相依，进而气与力劲相协调，从而增添内气。

"形"为练功的形体动作，属**力劲**表现于外的形体姿势动作。"神"是精神意识形态与生命状态的综合表现，属意与气的外在呈现。以意行气，以气催力，以力现形，以意气贯神，以形守神，以神充形，形神和合促使意气相依。只有"意"、"气"、"形"、"神"四者协调统一，才能做到"内练精气神，外练筋骨皮"，才能达到疏通经络，调和阴阳，增添自身内气，强身状体的目的。

**意气相依
形神和合**

　　意气相依，形神和合原则是修炼推拿功法内气的不二法则，是提升功夫的原动力。但是在此原则指导下，对"气"的控制不必过于追求，对"以气催力，以力添气"的要求不必过于苛刻，应该适应自身体质，适度调节，积极采用"以意导体"的练习方法，协助提升效果。

**恒心所铸
循序渐进**

　　推拿功法练习动作简便，学习掌握基本动作姿势和修炼方法比较容易，若要获得良好的练习效果，必须要有一颗坚持不懈的恒心，持之以恒，铸就上层功夫。

　　首先，**树立三心**，即信心、决心、恒心。推拿功法练习绝非一朝一夕之功，需要练习者从思想上、生活上、时间上及外界场地环境上等各个方面做好充分准备，只有下定决心、坚定信心、有颗恒心，坚持不懈，持之以恒，才能真正练得推拿功法。

　　其次，推拿功法练习讲究一个**循序渐进**，不断积累的过程。在练习积累过程中，按照一定的科学方法进行练习，才能达到"**功到自然成**"的效果。在具体练功中，动作上要由简至难，练习时间上由短到长，程度要求上由浅入深，逐渐增加综合练习运动量。古人认为此过程是"百日一小成，千日一大成"的过程。

　　另外，推拿功法练习不应**超负荷**练习，古人云"欲速则不达"，"千锤百炼方成仁"。合理掌握好自身练习运动量是遵守"循序渐进"原则的关键。在具体练习中，依据自身特点，选择不同的练习方法，把握局部练习与全身练习协调统一，可制定适合自身的练习计划，并持之以恒，保质保量完成。

**恒心所铸
循序渐进**

用恒心铸造未来，循序渐进缔造成果。功法练习不能"三天打鱼，两天晒网"；断续和（或）杂乱练习推拿功法是不遵循"循序渐进"原则的具体体现。用恒心灌注练功历程，重视循序量的积累。

第二节　功法练习的基本要求

推拿功法中有其独特的练习姿势，一般以站式与行式为主，如易筋经和少林内功功法以练气增力为主，此类功法多采用站式，站定后，做特定动作，静止性用力来练习。所以，无论练习是那种功法，对练习者的形体姿势均有严格要求。虽然功法各异，姿势不同，但对功法练习的基本要求都一样，自然圆润柔和，放收自如，切忌蛮力练习，牢固掌握必要的练功基本要求，以求事半功倍。具体练习功法的基本要求如下：

一、形体练习基本要求

（一）头面颈部的基本要求

**虚灵顶劲
目睁圆口**

虚灵：不用力而自引其顶（头部），为**虚虚领起**，头为灵窍，"虚灵"是指轻轻用力，似用非用，使头部正中向上领起，状如头顶正中像被一根线向上牵引着，传统功法称为"头如悬"或"悬顶"。

顶劲：《太极拳说十要》中言"顶劲者，头容正直，**神贯于顶**也。不可用力，用力则项强，气血不能流通，须有虚灵自然之意"。即颈项自然松开，不张不弛，收喉含颔，如上悬之绳状。

**虚灵顶劲
目睁圆口**

目睁：两眼微睁，目光内收，含光默默，**视物似有非有**，可平视，可稍下视，或可微上视，使目与意念相合，以下守丹田，催发五脏六腑精气。

圆口：唇齿轻轻张开，似合非合，**舌抵上腭**，似触非触，如读"一"字口形，松腮展眉，面和似笑，松静合一。

具体操作：头部中正向上，自然**上领**，以升督脉之气，同时收喉头（也称锁住喜鹊关），舒展前胸部，以下行任脉之气；舌尖部轻轻抵住上腭与牙齿交界部，**轻触即止**，以交通任督；目闭而不紧，目光平视（站式多要求微光平视）或稍向下视（坐式多要求目微下视，如目视鼻准），颈项部为其附属动作，应保持自然松柔且有上挂之势，下颌内含，落脸沉腮，颈项自然生理前屈位，眉头舒展平和，面带微笑，面部肌肉自然放松，情绪愉悦淡定，面部表情恬淡舒缓，和悦自然。（图 3-2-1）

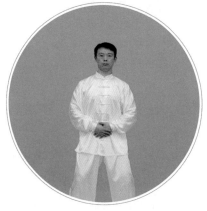

头中正向上，同时收喉头，舒展前胸部，舌尖部轻轻抵住上腭与牙齿交界部，目闭而不紧，目光平视

图 3-2-1 头面颈部形态图

用意：诱导气机上养脑神，以增强脏腑四肢百骸之机能。虚灵顶劲，目睁圆口，可使督脉之气上升，任脉之气下降，从而诱导五脏六腑精气上养脑神，使其主宰机体活

虚灵顶劲
目睁圆口

动机能增强，呈现出精神抖擞，精力充沛之容；若未能做到本要求，则易出现精神疲倦萎靡，活动乏力之感。当练习中出现姿势前后不稳、左右摇晃时，应于头颈部求之。

（二）胸背部的基本要求

含胸
拔背

含胸：目的诱发腹式呼吸，使胸三角（两乳头与天突穴连线所形成的三角区域）放松，调畅呼吸，便于肺气下行，行至丹田，肺主气司呼吸，内含气海，总司机体气机下沉于肾，以濡养支配全身。含胸与颈部所要求的"含颌"有直接联系，微微内收下颌时胸部自然往里收敛一些，同时，含胸时，要求下颌微微内收、双肩自然松垂。切记应避免挺胸或含胸过深，易致气机下行乏力，丹田虚赢，练习姿势不能稳定持久。

拔背：目的**伸展脊柱**，使督脉气行通畅。正常生理状态下，脊柱在腰背部有一个生理弯曲，拔背可使生理弯曲得到拔伸，使脊柱曲度变浅或基本竖直。结合含胸含颌动作，可伸展颈部生理曲度。这样就可使脊柱从上到下得到充分伸展、拔伸，背阳腹阴之气得到更好的调节。

具体操作：承接头颈部动作要求，**下颌微收**，胸三角向里回落，形成内含之势，松肩自然下垂，均匀呼吸，自感气行丹田部，自然**伸展胸背脊柱**，上提督气，自感胸背脊柱随督气上行而舒畅挺拔。（图3-2-2）

用意：内含气海，诱导肺气下行丹田；提升督气，以环贯胸腹之气。肺气雄踞胸中，成为全身之气海，总领全身之气运行，使气向下回归丹田、下气海而入肾，以充养

含胸
拔背

全身机能。肾主骨生髓，脊柱受肾之精气滋养，肾经通于督脉，伸展脊背有助于调畅督脉，以利肾气促升督气。又，背属阳，胸腹属阴，含胸拔背有利于调节身体阴阳平衡，使身体机能协调统一。

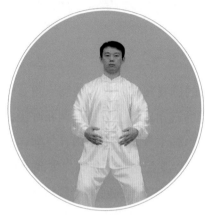

下颌微收，胸三角向里回落，形成内含之势，松肩自然下垂，均匀呼吸

图 3-2-2　胸背部形态图

（三）腰胯腹部的基本要求

松腰
沉胯
收腹

松腰：无论是站式或是坐式，均要求腰部自然放松，腰部伸展开，**挺直不塌腰**，用意念作用于腰部，使其松而不塌，挺而不硬，腰部呈自然生理曲度轻度拔伸状态。多配合松垂肩部和收腹提气功法练习。

沉胯：胯部要微向下坐势，臀部稍向**后上翘起**，促使胯部向下沉，尤其在坐式练习时臀部向后突出以利沉胯，站式练习时，臀部应有如坐高凳感。沉胯与收腹配合有利于重心下移入下腹，沉入丹田，即便是在坐式练习时，也可将身体重心沉入丹田。

收腹：腹部略向内收，以助元气内聚丹田，加强腹压，可以促进气发丹田周行全身。推拿功法练习时，非常重视"实其腹"，若要达到"**实其腹**"，就需要通过周身练习，使周身精气罐充于腹，尤其配合松腰，腰部松而灵活，可使丹田之气贯脊而发，力从其出，气血流畅，积聚霸力。

具体操作：腰部自然松活**上挺**，腹部微向内收，双肩沉松，自然下垂，臀部**微微上突**，胯部下沉，使自身重心下移至下腹，用意念导引精气下聚丹田，顺松腰收腹之势，由丹田向上提拉气以贯脊柱，气化劲力随**意势**而出。（图3-2-3）

腰部上挺，腹部内收，双肩沉松，自然下垂，臀部微微上突，胯部下沉，使自身重心下移至下腹

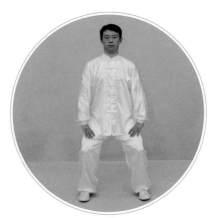

图 3-2-3　腰胯腹部形态图

用意：松腰以伸脊提气，收腹以含气内聚，沉胯以助气沉丹田。一收一降，一提一升，调节周身气的运行。腰为肾之府，肾藏精，内涵元阴元阳，化生元气，灌注于下气海丹田，出脊柱以滋养全身。腹内储脏腑，汇聚脏腑精气导入下气海，以滋养化充元气，使其升腾有力，气化有源。为功法练习最为根基之处。

（四）上肢部的基本要求

松肩沉肘

松肩：两肩部放松，自然下垂之状。切勿耸肩，耸肩时肩部肌肉呈紧张状态，腹式呼吸受影响，不利于气的运行，从而直接影响气的下沉。耸肩在练习中容易出现，往往练习者不能自查，尤其在站式练习功法时双臂抬起的动作中比较容易发生，故时刻要注意松肩的要求，如在站桩时，抱球和托球动作，手臂的位置都要求游放在膻中（上气海）与丹田（下气海）之间，要求肩部松垂而发。

沉肘：肘部自然下沉，伸肘时是自然下垂，屈肘时是自然下坠，不可用力绷紧，而是松肩的延续动作，是**顺松肩之势**，松垂到肘。整个上肢从松肩放松了，沉肘就顺势自然形成。另外，沉肘不是**贴敷**在两胁部，而是有所分离，若是双肘紧贴身体，气血运行势必会受到一定的阻滞。

具体操作：宽松肩部，使上肢自然下垂于两胁部，上臂与胁部**分离有度**，似触非触，似离非离，腋下呈**虚空**状，肘部自然坠沉，分处两胁肋部，用意念调控上肢，使其舒展舒适，自感气运顺畅无阻。（图 3-2-4）

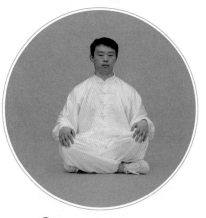

宽松肩部，上肢自然下垂，上臂与胁部似触非触，腋下虚空，肘部自然坠沉

图 3-2-4　上肢部形态图

松肩沉肘

用意：肩部、肘部在各种功法中，常常是运气使力的支撑点和转折点，必须保持通畅无阻，只有这样才能让运气使力在上肢部呈现柔和自然之态。

（五）下肢部及足部的基本要求

柱稳立实

柱稳：双腿像柱子一样矗立，**平稳如柱**之意，以增强下肢的气劲之力。双腿在保持直立状态的前提之下，尽量放松下肢肌肉，双膝微屈，以膝部前端不应超出足尖为度。双足或并步站立，或平行分开与肩同宽，或分开比肩稍宽，双足下踏有力，**触地生根**。臀部微微收紧，下肢自然蹬直站立，使整个身体承载于下肢，柱立而稳实，不摇晃，不倾斜，如桩矗立状，岿然不动，自然柔和。

立实：承接于柱稳，是指双足五趾抓地，脚掌的内、外缘及足跟都要触地，**足心虚空**，有意用力下踏，触地生根，上虚下实，如云中迎松、地上杵桩。

具体操作：在练习站式功法时，两腿在保持直立的前提下尽量放松，**微屈双膝**，屈的程度以不超出足尖为限度，双脚摆放的形式有内八字、外八字和平形式三种，内八字为脚尖微靠拢，脚跟同肩宽，外形成"八"字形，这种姿势在站立稳定性上相对较稳固。外八字和内八字相对应，即足跟微靠拢，足尖与肩宽同距，外形成倒写的"八"字形，这种姿势的灵活性较强。平行式站立是最为常用的双脚姿势，为两足平行向前站立，间距与肩同宽，双足成"平行线"形，是人体生理性的自然姿势。无论选用何种双足摆放形式，练习时均应五趾抓地，用意下踏，**足心涵空**，脚跟稳实，脚下生根生力。（图3-2-5）

柱稳
立实

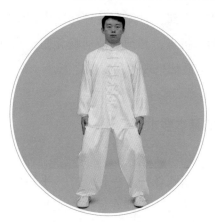

两腿放松，微屈双膝，膝不超出足尖，脚跟同肩宽

图 3-2-5 下肢部形态图

用意：双足通过双腿承载着全身的重量，若足下不实，双腿虚软乏力，则易导致上身重心失稳，不利于功法练习。要求双腿立起如柱，以定乾坤，使全身浑然统一，矗立于地。微屈膝关节，双足采用不同摆放形式，以利于功法姿势变化而自然成体。古人说"力发于足，主宰于腰"，可见，腿稳足实，具有疏通经络、调理内脏、增强气的劲力，为腰部输送劲力的功效。

二、练功体位姿势的基本要求：卧式、坐式、站式和行走式

卧式

一般在功法练习时采用卧位下并要求一定姿势的练习体位姿势统称为卧式，常分为仰卧式和侧卧式。

仰卧式：练习者面向上仰卧在床上，枕头一般要求**低枕**，且以自感舒适为宜。上肢放松，平伸于身体两侧，手指自然微屈或空握双拳，置于大腿两侧，亦可双手交叉相叠，自然放于小腹上或置于丹田之上。两腿自然伸平，双

脚自然分开，或靠拢，或一只脚叠放在另一只脚的脚踝上（练习过程中可以适当调换双脚上下，以自感舒适为度）。口齿微开，舌向上轻抵上腭，双眼微闭，或留一线目光，自然注视鼻准方向。此姿势常用于"守意"，且有助于练习腹式呼吸。（图3-2-6）

低枕，上肢放松平伸于身体两侧，手指自然微屈置于大腿两侧，两腿自然伸平，双脚自然分开，口齿微开，舌向上轻抵上腭，双眼微闭

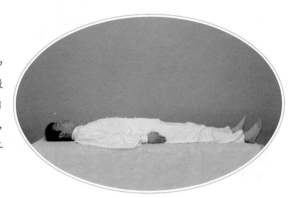

图 3-2-6　卧式

侧卧式：侧卧位，一般以右侧卧位为佳，若某部器官存有疾患时，应向健侧卧位或选用仰卧式。如右侧卧式，右侧肩在下，面向右侧躺卧，枕头要求以自感舒适为度，但不宜过高或过低。右腿在下自然伸直，而左腿屈曲轻放于床面，左膝内侧、小腿内侧、踝内侧与足内侧均自然接触床面。右手掌心向上，自然放在眼睛前方枕头上，距面部约两拳宽。左手掌心向下，自然轻放在左髋之上。口齿微开，舌向上轻抵上腭，双眼似闭似睁或留一线目光，自然注视鼻准方向。此姿势多适用于体弱卧床不起或久病体弱的练习者练习"守意"，也可用于消除疲劳或诱导入睡。（图3-2-7）

卧式

右腿在下自然伸直，左腿屈曲轻放于床面，左膝内侧、小腿内侧、踝内侧与足内侧均自然接触床面。左手掌心向下，放在左髋之上。口齿微开，舌向上轻抵上腭，双眼似闭

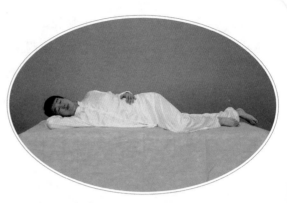

图 3-2-7 （右）侧卧式

坐式

一般采用坐位姿势下练习，并要求一定的姿势体位的统称坐式，一般包括平坐式、盘坐式和靠坐式。

平坐式；通常称为"普通坐式"，要求坐位，双小腿自然下垂，双足平行着地，与肩同宽，**上体端正**，含胸拔背，松腰收腹，松肩沉肘，肘微屈，手心向下，轻放在两**大腿近端**，或两手手心向腹部，叠放于小腹部，或置于两股间上方。其余同练习站功的基本要求。（图 3-2-8）

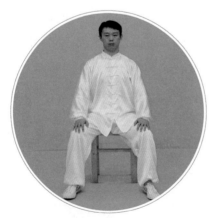

双小腿自然下垂，双足平行与肩同宽，上体端正，手心向下，轻放在两大腿近端

图 3-2-8 平坐式

坐式

盘坐式：又称"盘膝式"，可分为自然盘膝、单盘膝和双盘膝三种。其中自然盘膝最为常用。自然盘膝坐式的具体操作要领是两腿自然盘起来，两小腿交叉，将**双脚置于两股之下**，自行调节置放位置，以自感舒适可就坐为度，其他均参照平坐式，但须注意不可遗漏沉胯动作。单盘膝坐式操作要领是把一脚放在对侧的大腿的上面，再把另一只脚放在对侧大腿的下面，双侧呈右脚尖与左膝相对，左脚尖和右膝相对，小腿部呈叠放状。其他可参照自然盘坐式。（图3-2-9）

两腿自然盘起，两小腿交叉，双脚置于两股之下

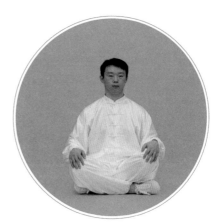

图 3-2-9　盘坐式（自然盘膝式）

靠坐式：靠坐在椅子上，肩背部**轻轻依靠**椅背上，双下肢可以轻微向前伸出，其余要求同平坐式。可与平坐式交替使用练习。可用作由卧式转为站式的一种过度练习姿势。（图3-2-10）

坐式

肩背部轻依椅背，双
下肢微向前伸出

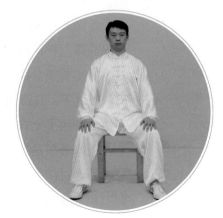

图 3-2-10　靠坐式

站式

　　一般采用站立体位姿势练习推拿功法的，并有一定姿势要求的，双脚站立不动进行练习姿势统称站式。包括自然站式、虚按站式和抱球站式。

　　自然站式：采用**自然站立体位**，含胸拔背，收腹沉胯，松腰突臀，屈膝踏实，双脚平行分开距同肩宽，亦可采用内八字式站立；松肩虚腋，屈肘自然下垂，掌心向内，手指朝下，五指自然伸展分开；虚领顶劲，双目微睁呈一线目光，默视远方或向下视向鼻准，口齿微开，舌轻触上腭，呼吸均匀下纳入丹田，意随心出，用**意念运气**，周流全身。（图 3-2-11）

　　虚按站式：两足平行分开与肩同宽，沉肩虚腋，上肢自然下垂身体两侧，**屈肘适度**，令手指向前自然伸展分开，掌心向下**呈按状**，处于腰胯两侧，用意念行气，自感双手掌如扶按气柱，手掌似按似浮。（图 3-2-12）

　　抱球站式：双足内八字站立，与肩同宽，双膝微屈，含胸拔背，头悬顶劲，双臂上抬，虚腋沉肘，肘位低于肩高，手指相对，掌心向内，手指自然伸展分开，双臂如环

站式

抱状，或双臂抬高与胸高，掌心向内，手指相对，五指自然微屈分开，双手如同抱球状。在具体练习中，姿势架势的高低可依据自身条件酌情选择运用，努力做到舒适自然，不蹩手蹩脚。（图3-2-13）

站式练功法具有练习自然方便、易于调运气血、劲力增长较快、相对负重量较大等特点，但长时间站式练习较易产生疲劳感等，体弱者甚至出现眩晕、晕厥等不适。所以，存有重病或平素体弱者，初期练习时不宜选用站式，可选择卧式或坐式，等到劲力达到一定程度，可再选择站式练习。

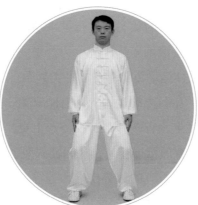

自然站立，双脚平行同肩宽，松肩虚腋，屈肘自然下垂，掌心向内，手指朝下，五指伸展分开，头如悬顶劲，双目默视远方口齿微开，舌轻触上腭

图 3-2-11　自然站式

双脚平行同肩宽，沉肩虚腋，屈肘适度，手指向前自然伸展分开，掌心向下扶按，处于腰胯两侧

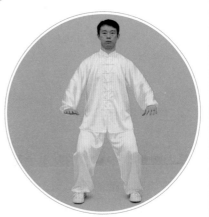

图 3-2-12　虚按站式

站式

双足站立同肩宽，双膝微屈，双臂上抬，肘位低于肩高，掌心向内，手指相对，自然伸展分开，双臂如环抱状

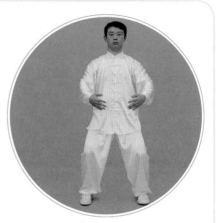

图 3-2-13　抱球站式

行走式

　　一般在走动的状态下进行推拿功法练习，并有一定姿势要求的功法锻炼姿势，统称为行走式。在进行行走式的练习时，肢体运动姿势多样，种类繁杂。在姿势的构成上，繁简不一，在劲力的运用上，有刚有柔，刚柔同修，在动作的灵活度上，有缓有弛，在姿态上更是多种多样，有的柔软似锦，有的挺拔苍劲，有的轻盈似飞，有的稳重似盘，有的潺潺似水，有的气势磅礴，等等。行走式传统称为行步功，简称"**行功**"。如简单的行功有：虎步功、鹤步功、熊步功、猿步功、甩手步等。

三、基本手型

　　推拿功法中常用的基本手型有拳、掌、勾手三种。基本手型配合上肢运动姿势如冲、推、架、亮、外展、内收、旋转等进行练习，具有增强上肢劲力，改善上肢关节韧带柔韧性，是推拿功法中常用的上肢部练习方法。通常称为拳法、掌法和勾手。

拳法

拳型的基本要求是四指并拢自然伸展，拇指伸直与四指自然分开，先将四指的指间关节屈曲并**向掌心卷曲**，带动四指掌指关节屈曲近 90°，四指端处于掌心中卷拢握紧，拇指自然屈曲指间关节和掌指关节，紧扣在食指和中指的第二节指骨背面上，正如拳家所言"**握拳如卷饼**"。

动作要求：五指卷拢紧握，四指的第一节指骨背面所构成的平面为**拳面**，要求拳面状如平板；手背面及腕关节与手背交界部统一称为**拳背**，要求拳背及腕关节要平直；手心面称为**拳心**，要求拳心或实或虚，亦或实中有虚、虚中有实；虎口一侧称为**拳眼**，要求拳眼时松时紧，松紧有度。拳心向下称**平拳**，拳心朝上称仰拳，拳眼冲上叫**立拳**。若拳从腰间朝前打出，并在前臂配合下向内旋转并快速伸直，力达拳面，直线向前冲出，称为**冲拳**；若拳从腰间，向前下方打出为**撩拳**；若拳从一侧面向前打出为贯拳；若拳从上位向前下打出称**劈拳**，如劈山之势。（图 3-2-14）

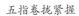
五指卷拢紧握

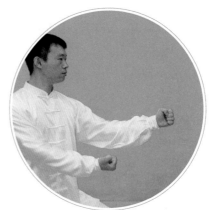

图 3-2-14　拳法图

掌法

掌型的基本要求是在腕关节保持平直的状态下，手五指自然伸直并拢，或拇指自然微分，与四指自然相处。手心一面称**掌心**，手背一面称**掌背**，手腕掌面与掌结合部为掌根，小指一侧缘为掌外侧。在推拿功法练习中常用的基本掌型包括立掌、仰掌、俯掌、直掌、反掌、瓦楞掌、虎爪掌、扇形掌等多种掌型。（图 3-2-15）

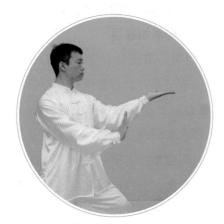

手五指自然伸直并拢（迎掌、立掌）

图 3-2-15　掌法图

动作要求：立掌：五指自然伸直并拢，**掌心向前，指尖朝上**，腕关节适度背伸，为立掌。

仰掌：五指自然伸直并拢，掌指向前，**掌心朝上**，腕关节自然平伸，为迎掌。

俯掌：五指自然伸直并拢，掌指向前，**掌心朝下**，腕关节自然平伸，为俯掌。

直掌：四指自然伸直并拢指端朝前，拇指自然伸直向上与四指分开成八字形，**打开虎口**，掌心向内，小指一侧向下，腕关节自然平伸，为直掌。因拇指与四指形成八字形，故又叫八字掌。

反掌：四指自然伸直并拢，指尖朝前，**掌心向外**，小指一侧向上，拇指自然伸直向下与四指分开，**打开虎口**，腕关节自然平伸，为反掌。

瓦楞掌：四指自然伸直并拢，并依次向内微微错叠，腕关节自然平伸，拇指自然伸直微微内收，使掌心向内虚凹，**形似瓦楞**，而称为瓦楞掌。

虎爪掌：掌形似虎爪，即五指自然微微分开，**腕关节上翘**，将第二、三指间关节内扣屈曲呈**虎爪形**，故命名为虎爪掌。

扇形掌：五指自然用力伸直打开呈扇形，腕关节自然伸直，掌形如开扇，故称为扇形掌。

⊙ 勾手

勾手型的基本要求是拇指螺纹面与四指螺纹面相对聚拢，五指自然伸直成形，腕关节自然向下，掌屈成钩形，形如弯钩，状如勾，故称勾手。

动作要求：拇指螺纹面与四指螺纹面相对聚拢要紧，不能松弛，**四指自然伸直**，四指掌指关节屈曲与拇指伸直内收以使五指螺纹面相聚而成形，腕关节自然向下掌**屈到尽值**。练习者不能感到腕关节僵硬疼痛不适，以自感舒适为度。

四、基本步法

基本步法为推拿功法练习中下肢练习的基本动作，常见的有并步、马步、弓步、虚步、丁步、仆步、歇步等步法，具有增强下肢劲力的功用。

⊛ 并步

在练习推拿功法各姿势之前，常把并步作为其预备动作。基本要求：头端正如悬，双目平视前方，下颏微微内收，含胸微挺，直腰拔背，蓄腹收臀，松垂肩臂，五指并拢微屈使**掌心内涵，中指贴裤中缝**，双脚相互贴靠并拢，全脚掌着地，两膝及髋放松，双腿自然伸直相并而立。（图3-2-16）

动作要求：身体上下矗立正直，口齿微开，舌轻触上腭，宁心平气，神情舒适安详。

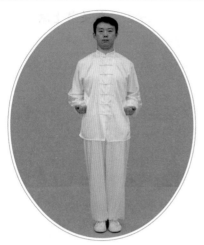

双脚贴靠并拢,
脚掌着地,双腿自然
直立

图 3-2-16　并步

马步

基本要求:双脚平行开立,距离约为自身脚长的**3倍**,双足着实抓地,足尖正对前方,两脚成平行状,或略内扣足尖,屈曲膝髋关节,角度低于**45°**,呈半蹲体位,或大腿与地面平行半蹲位,双膝稍内扣保持膝的前缘不超过足尖线,身体重心自然落于两腿之间,松肩沉肘,两手出仰拳于腰间。若两脚平行同肩宽分开而立,成为**小马步**;若双脚平行开立,双足距离高达**五六个脚掌**长,大腿平行地面,称为**大马步**,又称为悬裆。(图 3-2-17)

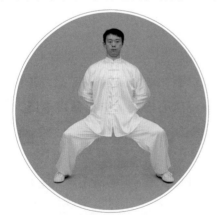

双脚平行开立,半
蹲体位,两手出迎拳于
腰间

图 3-2-17　马步

动作要求：全身岿然不动，上身端正，含胸而挺，松腰而拔，收腹沉胯，**脚跟外蹬**，脚尖不可外撇，两脚间距与动作姿势和合，不宜过大过小，避免形成弯腰、跪膝关节的不良姿势。

◉ 弓步

基本要求：两腿前后开立，相距约合本人脚长的 **4~5 倍宽**，双脚实踏，前腿屈膝下压呈弓形，前腿的大腿近似**水平位**，其脚尖向前并稍向里扣，前腿小腿与脚掌垂直；**后腿挺膝蹬直**，脚尖外展 45°~60°，斜向前方，前脚尖和后脚跟保持在一条直线上，上体正对前方，双手置于腰部，双目平视前方。弓右腿称右弓步，相反为左弓步。（图 3-2-18）

两腿前后开立，双脚实踏，前腿屈膝下压呈弓形，后腿挺膝蹬直，前脚尖和后脚跟保持在一条直线上，上体正对前方，双手置于腰部，双目平视前方

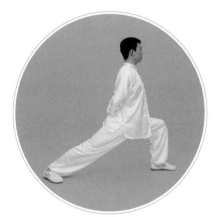

图 3-2-18 （左）弓步

动作要求：上体挺直，沉胯，前腿弓起，后腿蹬直，前脚尖和后脚跟连线与重心下垂线**垂直相交**。

◉ 虚步

基本要求：双脚前后开立，后腿屈膝屈髋下蹲，脚尖稍向外斜，全脚掌踏实；前腿微屈膝向前探出，**脚尖虚点地面**，身体重心落于后腿上，即为虚步。左脚尖在前虚点地面者称为左虚步，相反为右虚步；若后腿屈膝半蹲，

大腿接近水平，前腿脚伸面紧绷，脚尖虚点地面者称为低虚步，若后腿屈膝微蹲，支撑全身重心，前脚脚前掌虚着地面，距支撑脚一脚宽，称为高虚步。（图3-2-19）

双脚前后开立，后腿屈膝屈髋下蹲，前腿微屈膝向前探出，脚尖虚点地面，身体重心落于后腿上

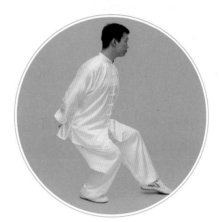

图3-2-19　虚步

动作要求：上体正直，挺胸直腰，收腹沉胯敛臀，**虚实分明**。

丁步

丁步有三种（图3-2-20），基本要求如下：

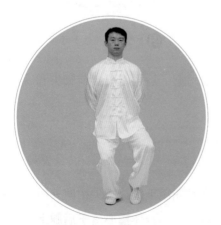

图3-2-20　（左）丁步

两脚距一脚宽开立，双腿屈膝半蹲，右脚全掌踏实支撑，左脚跟抬起，左脚尖虚点地面，脚面绷直，双目平视前方

丁步：两腿直立，一腿在后，脚尖稍外斜，另一腿稍向斜前方跨出，足跟距站定腿的足弓部一手拳宽，斜面垂直成丁字形。两脚掌均着地，后腿为主要**支撑腿**，称为丁步。

大丁步：两脚中间相距 2~3 倍脚长，双腿伸直站立者称为大丁步。

左右丁步：两脚距一脚宽开立，双腿屈膝半蹲，一腿全脚掌踏实，**支撑全身重心**，另一腿脚跟抬起，**脚尖向里扣并虚点地面**，脚面绷直，贴于支撑脚脚弓处，双手轻握拳叉腰，双目平视前方。左脚尖点地面为左丁步，相反为右丁步。

动作要求：上体挺直，收腹沉胯敛臀，下肢虚实分明。

仆步

基本要求：双脚左右开弓，一腿在**体侧挺直平仆**，接近地面，全脚掌着地，脚尖微内扣；另一腿**屈膝全蹲**，大腿与小腿紧靠，臀部接近小腿，膝部与脚尖稍外展，全脚掌着地，两手抱拳于腰间，并稍向仆腿一侧转体，目视仆腿一侧前下方，是为仆步。仆左腿为左仆步，相反为右仆步。（图 3-2-21）

双脚左右开弓，左腿在体侧挺直平仆，右腿屈膝全蹲，两手抱拳于腰间，并稍向仆腿一侧转体，目视左腿一侧前下方

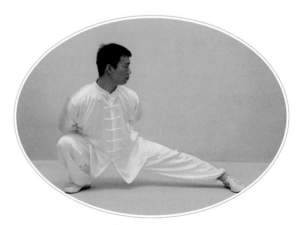

图 3-2-21　仆步

动作要求：上体挺直，收腹沉胯下臀，向仆腿一侧小度转体。

歇步

基本要求：两腿交叉靠拢全蹲；右脚全脚掌着地，脚尖外展；左脚前脚掌着地，膝部贴近**右腿外侧**，**臀部坐于左腿接近脚跟部**，双手抱拳于腰间，双目向前平视，此为右歇步。左脚在前为左歇步，相反为右歇步。（图3-2-22）

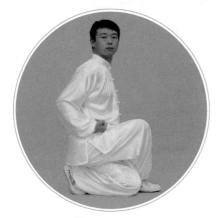

两腿交叉靠拢全蹲。右脚全脚掌着地，左脚前脚掌着地，膝部贴近右腿外侧，臀部坐于左腿接近脚跟部，双手抱拳于腰间，双目向前平视

图 3-2-22　歇步

动作要求：上体挺直，双腿靠拢紧贴，上体重心坐落于一腿脚跟部。

五、呼吸练习

基本要求

呼吸练习是推拿功法练习中的一个重要环节。呼吸练习时必须做到心平气和，气平是推拿功法练习调息的关键所在，要求练习者，在自然平和的原则指导下，呼吸自然平和，尽力做到深、长、细、匀四大要点。其中深是指吸入之气深达丹田或脚跟部；长是指一呼一吸的时间较长；细是指呼吸之气出入细微；匀是指呼吸之气出入均匀，不能出现忽快忽慢不均匀现象。初练者呼吸应顺其自然，逐渐地由浅入深，由快变慢，由粗大到细润。坚持不懈，循序渐进，由量变到质变，功到平和呼吸自然练成。

◉ 练习方法

推拿功法练习中，常用的呼吸练习方法有**胸式呼吸法、腹式呼吸法、胎息法**和其他特殊呼吸法。

1. 胸式呼吸法

胸式呼吸是推拿功法调息练习方法中较为常见的方法。其具体操作为：呼吸时可见胸部随之起伏，吸气时胸部隆起，呼气时胸部回收。通常人在站立时的自然呼吸形式多为胸式呼吸，这是无意识的自然呼吸。推拿功法中的自然呼吸是在人的意识调控下进行的自然呼吸。首先，心存意念，将自然的胸式呼吸向深、长、匀、细的方向上引导，操作的原则遵守用意不用力原则。之后，就可以用意继续引导气息向下发展至腹腔，即转为腹式呼吸。在气息逐步下沉的练习过程中，呼吸形式是由胸式呼吸过渡为胸腹的混合式呼吸，此时可以出现胸部和腹部同步起伏状态。

2. 腹式呼吸法

腹式呼吸是以呼吸时腹部随之起伏为操作特征的呼吸形式。按起伏的方式不同，将腹式呼吸分为**顺腹式呼吸法和逆腹式呼吸法**两种常用形式。顺腹式呼吸是以吸气时腹部隆起，呼气时腹部回缩为操作特征的一种腹式呼吸形式；逆腹式呼吸恰恰与之相反，其吸气时腹部表现为回缩，呼气时腹部反而隆起膨出，是与顺腹式呼吸相反操作的一种腹式呼吸形式。

从胸式呼吸向腹式呼吸过渡，一般是先过渡到顺腹式呼吸，即以脐为气沉聚部位的阶段。通过自然呼吸不断练习，逐渐用意加以引导，使气从脐部再向下沉入小腹部，聚于丹田，为做到守气，在吸气时使腹部收紧，为做到调气，在呼气时使腹部膨隆，即为逆腹式呼吸。

顺腹式呼吸法：自然呼吸过程中，在气息下降的同时，顺势加强腹部的起伏运动。方法要求：吸气时，用意念使腹肌徐徐放松，腹部自然隆起扩容，呼气时，用意念使腹肌慢慢收缩，腹部自然凹陷，经过循序渐进练习，腹部起伏幅度会自然变大，以腹部代偿胸部完成呼吸，即顺腹式呼吸形式。

逆腹式呼吸法：

需严格要求有顺腹式呼吸练习基础，且需在**老师指导下**，运用意念控制气机，在呼气时引气回纳，下行聚入丹田。方法要求：呼气时腹部充实隆起，吸气时则放松回缩，逆腹式呼吸自然而成。在练习逆腹式呼吸法时，较练习顺腹式呼吸法困难，具体练习时，可以配合提肛运动来协助练习逆腹式呼吸，即吸气时肛门上提微缩，前阴微收；呼气时肛门及阴部同时缓缓放松，这样有利于气的内聚下行，可至脚跟。

如果说胸式呼吸的练习是为了转换成腹式呼吸，而腹式呼吸的练习是为了形成丹田呼吸，那么高于丹田呼吸形式又是什么呼吸形式呢？是**胎息**，古人认为练功的高层次境界要求的呼吸形式是胎息，而丹田呼吸则是进入胎息的开始。

3. 胎息法

胎息有两种解释，其中一种是气息自脐中出入，正如古人所言"初学调息，须想其气出从脐出，入从脐入，……如在胞胎中，故曰胎息"。可见，胎息是在呼吸形式上如同胎儿在母体宫中用脐呼吸一样，自感气是由**脐吸入和排出**的。

另一种解释是体息，即用体呼吸，遍身呼吸、毫毛呼吸。《苏沈良方》中记载"一息自往，不出不入，或觉此息，从毛窍中八万四千云蒸雾散，无始已来"。提示体呼吸是呼吸极为缓慢均匀深长细腻的呼吸形式，是呼吸练习的最高境界层次。第一种解释是体呼吸的早期阶段，二者可以**辨证统一认识**。

4. 其他特殊呼吸方式

在实际的推拿功法练习中，除胸式呼吸和腹式呼吸两大主流呼吸形式外，还有一些功法对呼吸的调控有着一定的特殊要求。其种数较多，现将其具有一定代表性的特殊调息方法作以简要介绍。

停闭呼吸法：在吸气和呼气之间，或两次呼吸之间，**停顿片刻**的呼吸方式，称为停闭呼吸。其具体操作如：吸－停－呼，或呼－停－吸，或吸呼－停－吸呼等方式。呼吸运动在"停"的期间，有利于引导体内气机充分斡旋运行。

提肛呼吸法：在吸气时有意识地**上提肛门**以及使会阴部肌肉收缩，呼气时肛门及阴部同时缓缓放松，这一呼吸方式称为提肛呼吸。如练习周天功时需要配合此法。

发音呼吸法：在呼气或吸气时配合**吐字发音**的呼吸方式称发音呼吸法。在呼气时发音可以泻实，如呼气六字诀；在吸气时发音可以补虚，如吐纳导引功中的"山根纳气"之法。

六、意念要求

在推拿功法练习中，把意念集中到身体的某一特定部位，或集中到某一事物上，再配合特定的呼吸形式，逐渐使外撒的心神集中起来，练功杂念不断地得到排除，渐至杂念尽除，使心神进入高度宁静、宽松舒适的入静状态，称为意守。意守时，祛除杂念，把握真意，用意轻灵，使心神收敛，入静心定，五脏六腑及四肢百骸自然处于放松状态，在练习时，就容易进入练功状态，以至气血充和。在推拿功法练习中常用的意守形式和方法有三种：虚静无为法、意念导引法和意守存想法。

虚静无为法

使意识活动达到一种无思、无念的虚静状态。在这种状态下，人的精神意识虚静无为，人体的生命活动自然有序变化，即所谓的"**恬淡虚无**"状态。《听心斋客问》："心归虚静，身入无为，动静两忘，到这地位，三宫自然升降，百脉自然流通，精自化气，气自化神，神自还虚"。说明了虚静无为法的基本要求，即**心神虚静**，以此优化人体的各项机能。

意念导引法

积极主动地通过意念诱导，使人的精神意识与人体生命活动紧密结合，用意念导引气的升降出入。如意念与形体动作相结合；意念与气的运行形式及规律相结合；意念与呼吸运动相结合等等。以**无形意念导引有形活动**，以有形活动守制无形意念，努力做到两者的和谐统一。

🔘 意守存想法

意守与存想均是将人的意识活动集中在某一事物上，从而诱发人体的生命活动的相应变化。二者存在质的区别，主要是二者想的对象不同，**存想的对象**是想象出来的，存有虚大不实之感，如巨石压顶、水上浮球等，而**意守的对象**是实有的存在的，如体外对象有日月星辰、山河草木等，体内对象有关窍穴位、经络循行等。

在具体推拿功法练习中，意守不要求对所意守的事物产生认识，而仅仅要求将意识"轻轻守在那里"，即所谓"**似守非守**"。也就是说，意守的目的不在于认识意守对象的本质，而在于依附于对象的单一性和感性特征以排除杂念和诱导气机。如：意守丹田，并不是一定要认识丹田的具体形象，而是借助于丹田来驱逐其他杂念，使神意和丹田之气相结合以此强化丹田气机。

七、运动量基本要求

在推拿功法练习中，对运动量的严格要求对提升练习效果有着重要意义。练习者存在不同的体质特点，依据个人身体综合素质高低，合理安排各自的运动量。推拿功法练习运动量是指练习者在练习过程中所能完成功法运动的生理负荷量。其具体构成因素包括练习项目特性、强度、数量、时间、频次等，科学系统的调节好运动量中各个要素之间的搭配，可对练习效果起到事半功倍的作用。同时在练习各种项目时都应掌握一个"**度**"，即为合理运动量。具体如下：

练习项目特性：推拿功法练习中的各种项目练习方法及其特殊运动要求称为练习项目特性。不同的练习方法及其特殊要求对身体的影响也不同，注重项目练习方法的选择，应适合自身的生理负荷特点，这样就不至于超负荷运动对身体产生不良影响。

强度：具体指练习过程中运动的强度。练习者对运动强度的制定，必须依据自身体质及生理承受程度而定，不可以他人的练习强度为自己练习的标准。

数量：具体是指在一次推拿功法练习中重复练习的量或**练习量的总和**，练习中若没有一定重复数量练习，就不能保障一定的练习质量，可见，重复练习的总量是练功量的积累，平时练习时需注意调控，制定适合自身的、科学的运动数量来练习，可以随着身体素质的提升，增加运动数量，也可以随着身体受到疾病的干扰，减少运动数量。通过对数量的调节，来调节自身练习，使自身处在相对精力充沛的状态。

时间：指在一次练习过程所需的时间、单一功法练习完成的时间、两次练习之间的间歇时间、练习中设定的休息时间等。另外，有些练习者在运动时间的组合基础上，采用间歇练习法来练习推拿功法，以**运动时间来衡量自身练习的运动量**。

频次：指在单位时间内重复功法练习的**次数总和**。反映了练习时间与练习次数之间的协调关系。随着自身体质变化，调节频次来加强或减弱自身运动量。

以上影响运动量的各个因素之间是相互依存、相互支持的，在安排或制定练习运动量时，应充分考虑到各个因素及其之间的影响。因人而异地制定出适合自己的运动量，从而保障自身的练习效果。

八、营养卫生基本要求

营养基本要求

人体不断地从自然界获得能充养机体生理活动所需的新物质，并通过体内的消化、吸收及代谢过程，把这些新物质转化成能够促进人体各种机能的生长发育的精微物质，这些机体摄入的新物质即为营养物质，这一摄取与代谢转化的过程，称为营养。营养与推拿功法练习之间存在辩证统一关系，营养是功法练习的支持与保障，功法能够增强机体的功能，保证机体处在良好的营养状态。

卫生基本要求

卫生主要包括摄入营养物质的卫生、个人卫生和环境卫生。机体摄入的物质应是干净无污染的绿色食物。个人勤于打理自己，使自己**朴实干净**。所处的环境应是整洁**优雅舒适**，无杂乱、无污垢、无嘈杂等。无论是哪方面的卫生问题都能够干扰推拿功法的练习，甚至损害身体，或练伤身体。

练功与饮食的关系密切，一般而言，练功前不应摄入过多食物，有**七分饱感**即可，练功后应休息半小时后进食，这样不易造成机体脏器负担。在练功时，气血优势分配，主要集中于运动系统，胃肠等消化系统相对处在抑制和气血运行较弱的状态。若要想使功法练习达到良好效果，仅有基本营养要求和摄入时间要求是不够的，还需要有卫生保障。干净绿色食物、整洁朴实的衣表、宁静怡人的练功生活环境等卫生层面上的因素，对练习者的身心健康极为有益，进而保证了推拿功法练习的可持续性。

第三节　功法练习的注意事项

在练功准备阶段、练功进行阶段、练功结束阶段等均需要推拿功法练习者注意一些相应事项的要求，具体如下：

一、功法练习前的注意事项

明确功法练习目的

在练功前要积极树立牢固的专业思想，**端正功法练习态度**，明确功法练习的目的，积极发挥个人的主观能动性，有依据地选择适合自己的功法练习套路，制定自己的练习运动量，有规律地练习，努力做到从简至繁，循序渐进，持之以恒。一般，当以易筋经和少林内功作为推拿功法基本功法，可先掌握这两个功法后，再练习其他功法。

（图）休整自我，做好练功前准备

在练功前，自我先排解大小便，不宜强忍二便练功，以免造成形体和精神上的紧张。衣服要求以宽松为主，穿鞋以舒适不裹脚为宜。**食入七分，餐后半小时后练习**。全神贯注，排除各种杂念，**净化身心**，达到恬淡虚无状态。另，**女子经期或孕期或产期不宜练功**。

（图）选择良好环境

环境对功法练习者影响较为直接，在练功前一定要精心选择练功环境。选择良好的练功环境需注意以下几点：

环境要安静舒适；环境温度要适宜，温暖避风；练功场所要靠近阳光，培育真气需阳光温煦；环境空气要新鲜，以利于练功时的吐故纳新；天气晴朗，气温舒适。

二、功法练习中的注意事项

练习时，练习者应做到精神集中，排除各种杂念，不能心不在焉，神不守舍，左顾右盼。练功中，不可轻易打扰练功者，以免练功者受到惊吓，从而扰乱练功者气周运行。

练功者在练功中，呼吸要自然均匀柔细，**不可喘憋闭气**，以免气机运行紊乱引起自伤。

练功中若出现头晕、心慌、烦躁等不适感或灼热、寒凉、动摇不定等异常感觉时，要及时请教指导老师，以免发生练功偏差和损伤。

练功间歇休息时，及时用干毛巾将汗擦干，以免受风。

三、功法练习后的注意事项

练功完毕后，应先将汗擦干，必要时更换被汗浸湿的衣服，静息片刻，待腠理整合恢复后，方可离开。

练功后，要适当地延续活动，来调和气血。

练功后注意自我休整，促使机体机能恢复。

忌情欲过度。

练功后，若出现异常感觉或不适症状，如灼热、寒凉、疼痛、胸闷、疲惫乏力等，并且经充分休息不能恢复者，多是因练功运动量过度所致，应暂停练功，必要时进行积极治疗，待机体机能恢复后再循序练习推拿功法。

第四节　功法练习常见反应预防与处理

推拿功法练习者在功法练习过程中所产生的各种反应，统称为推拿功法效应。依据这些反应对机体的影响，可分为推拿功法正常效应和推拿功法异常反应两类。其中异常反应，在功法练习中是需要积极避免的。

一、推拿功法正常效应

正常效应是指推拿功法练习者通过调息、调气、调形的作用过程，使机体处在自然自我调整状态下所产生的各种效应现象或效应感觉，如自感周身或用功局部微似汗出、睡眠质量改善、胃肠蠕动增强、手脚温热、神清气爽感、身轻如燕感、沿经微热感等，正常效应对机体起到了积极有益的作用，是功法经络通调、气血顺畅作用的体现。

◎ 温热和出汗

温热和出汗为自主神经功能兴奋的一种表现，亦为营卫调和、正气旺盛的一种表象。在推拿功法练习中，温热感和全身或局部汗出较常见，这是因为推拿功法练习者为保持特定运动姿势和呼吸调节运动，将意念集中，在此过程中导致机体血液循环加速，**微血管扩张**，肢体血流量增加，所以产生四肢和全身或局部皮肤的温热感，进一步加强此感觉，便可见营卫交合现象——汗出。据相关报道，温热和出汗效应约占正常效应的60%~70%。有的功法练习者意守部位血流量可增加25%~30%，皮温可升高2℃~3℃；有手足干裂者，在练功后其干裂症状明显缓解；也有练功者在练功后产生热气游走的温热感觉。

◎ 消化功能增强

推拿功法练习者在意守的状态下，舌抵上腭，诱发了唾液腺体分泌，唾液分泌增多，并产生正反馈作用，使消化系统多种**消化酶和胃酸产生增多**，从而增强了消化功能。另外，由于功法练习中的调息运动，对胸腔及腹腔脏器起到了柔和的按摩作用，加强了**胃肠的蠕动**，有助于食物在胃肠的消化、吸收。消化功能增强，使人易产生食欲感，从而反射性地引起唾液分泌，**待唾液量增至满口时，可分次咽下**，用意念将其送至丹田，以补肾健脾。

◎ 新陈代谢旺盛

当推拿功法练习达到一定的程度时，练习者在练习中或练习后会有精神充沛、神清目明、心身舒适、形松体轻等感觉。这是因为功法练习者在长期练习中姿势放松自然，呼吸匀细深长，以意导气，有意识地锻炼了自身的自主神经功能，内脏功能和大脑功能随之得到了有效的调节，从而促使练习者机体新陈代谢旺盛。

动触感觉

动触感觉是指功法练习者在具体练功中出现一些平时很少感觉到的特殊感觉，如痒、痛、冷、热、沉、浮、滑、涩、酸、麻、胀等，这些均属于功法练习中的"气感"范畴。这些感觉多出现在身体局部，且维持时间较短，随后可自行消失。动触感觉可能与练功运气时机体经络通调、气血顺畅，以及机体入静后大脑的感受性增强有关。不过，在具体练习中，不提倡追求动触感觉，摒弃过分寻求获得这些感觉的行为。否则，人体正常生理活动将会受到这些动触感觉的影响，甚至造成功法练习的偏差。

二、推拿功法异常反应

推拿功法异常反应是指练习者在功法练习中出现的偏差，使练习者产生不适症状或感觉，有碍于身心健康，破坏机体入静意守后的正常生理心理效应，又称**"功法偏差"**。古代文献中称其为"走火"、"入魔"等，这些偏差对于功法练习者来说是必须注意防止的。

推拿功法出现异常反应的常见原因

1. 缺乏正确的指导，练习时不得功法要领。
2. 功法练习急于求成，以偏概全，过分追求正常效应，强行催力。
3. 功法练习时受到外界刺激干扰，气行倒置，气血运行紊乱。
4. 功法练习前未充分准备。如存在潜在的心理障碍、疾病隐患等问题者；功法选择不合理且强行练习者。
5. 违反功法练习基本原则和要求，触犯某些功法练习禁忌。

推拿功法异常反应主要临床表现

1. 躯体方面("走火")："火"是指功法练习中由意念导引催发的"气"和"劲

力"。走火指功法练习者用强烈的意念引气过度周行，并强行用气催发劲力，造成气行、劲力紊乱，表现为：头痛、头晕、头胀、胸部憋闷、心悸怔忡、呼吸错乱、两胁胀痛、腹部胀满疼痛，甚至出现寒战、热极、麻痛、瘙痒、内气流窜感、四肢出现微动、小动、大动不止等异常，或自感"内气"外泄。

2. 精神方面（"入魔"）："魔"是指在功法练习中产生的幻景，入魔是功法练习者对练功过程中所产生的幻景信以为真，不能自拔，导致神志意乱、狂躁，甚至精神分裂的现象，表现为：焦虑、喜怒无常、多疑、健忘，甚至出现极度恐惧、幻觉、动作行为失控等**心理行为严重异常症状**，可归纳为癔症型、抑郁型和精神分裂型三种类型。

3. 其他 因练功失当，所致原发病无改善甚至加重，或诱发心动过速、血压升高、月经异常等新发疾病，均为异常反应。

三、针对推拿功法异常反应常用的预防与处理方法

（一）对推拿功法异常反应，预防重于处理。

预防可从以下方面积极预防。

1. 寻求有经验老师的**科学指导**，选择适宜的功法，制定具体的练习计划，积极做好运动量的控制，出现不适时应依据一定的原则及时调整练习计划。循序渐进，杜绝急于求成。

2. 选择适宜的练功环境。

3. 注重**基础功法**练习。如易筋经、少林内功等。练习时重视功法练习的三调（调息、调气、调形）的和谐统一。

4. 功法练习者平衡各种功法之间的偏差，相互**调节制约**，如动功与静功协调练习，既可以防止某一功法的偏差，又可以早期纠正轻度异常反应。

5. 功法练习者要保持良好的**心理素质和道德修养**，在情绪异常波动时，应暂停功法练习。

6. 功法练习者要有一个**平和心态**，对推拿功法的正常效应做到不追求，

不恐惧，使其来自不惧，去之不留，一切顺其自然。

（二）功法异常反应出现后，应先究其原因，辨其始末，采取有针对性的干预措施，达到"纠偏"的目的。

具体如下：

首先，及时停止功法练习，采取各种方法以消除异常反应带来的紧张恐慌情绪。其次，综合运用"退火纠偏法"处理。

"退火纠偏法"有以下几种：

意守穴位退火法：主要包括意守涌泉穴、意守内关穴、意守足三里穴等。

意守涌泉穴：适用于全身气机紊乱者，或内气上冲者，如出现头痛、头晕、胸闷等，应把意念放在足底涌泉穴上，导气下行，以捋顺气机。

意守内关穴：适用于内气阻滞胸中，或心血运行迟滞者，如出现胸前憋闷、心慌等，应把意念放在内关穴上，可退心和小肠之实热。

意守足三里穴：适用于因气机不调而导致的胸腹胀满、胃肠之实热者，将意念放在足三里穴上，可顺畅经络，调畅气机，抵胃肠实热。

整体退火纠偏法：指全身普遍出现气机运行紊乱等异常偏差反应者，应立即停止功法练习，采取正坐，即身体端坐，两膝关节伸直，两脚尖上翘，两手置于双侧大腿之上，目视双足大趾，待自感"病邪之气"下降到足部后为止，来纠正之。

局部退火纠偏法：适用于纠正身体某一部位出现的气机紊乱等异常偏差反应。常用的是"六字诀"退火纠偏法，即：采用发出"嘘、呵、呼、呬、吹、嘻"六个字音配合脏腑，以泻脏腑实热邪火。如退肝胆郁积实热邪火，可睁大眼睛，大声念出"嘘"字音；退心、小肠郁积之火，可上下起立念"呵"字音；退脾胃郁积，可托手蹉脚念"呼"字音；退肾、膀胱实热之火，可双手抱膝念"吹"字音；退肺、大肠实热之火，可左右开念"呬"字音；退三焦实热邪火，可仰卧平伸念"嘻"字音。

若出现偏差较严重者，依据其气血阴阳盛衰变化，运用中医辨证施治。出现急症时，或必要时应积极采用中西医综合治疗。

（赵红义　赵祥）

功法篇

徒手推拿功法练习

第四章

徒手推拿功法是推拿医生在长期临床中摸索出的多种锻炼方法，长期锻炼，不仅能辅助提高推拿疗效，对推拿医生也有一定的保健功能。本章主要挑选了少林内功、易筋经、简化太极拳、太极推手等几种最常用的徒手推拿功法介绍如下。

第一节　少林内功

概述

少林内功是内功推拿的重要组成部分，强调以力贯气，蓄劲于指。

注意事项

练功时全身肌肉静止性用力，自然呼吸，刚柔相济，循序渐进。

基本裆势

站裆势

1.**直立并步**，头若顶物，双眼平视，口微张，**挺胸收腹**，双手下垂，足尖内扣，**脚趾抓地**，舌抵上颌，**自然呼吸**，心平气和。

2. 左足向左平跨一步，略宽于肩，足尖略内扣成内八字，**足跟踏实**（图4-1-1）。

3. 双手后伸，肘关节撑直，腕关节背伸，掌心向下，拇指外展，余四指自然伸直。

挺胸收腹，脚趾抓地，
足跟踏实

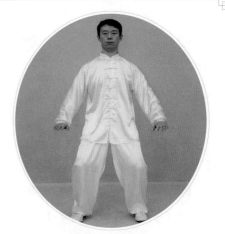

图 4-1-1　站档势

马档势

1. 同站档势1。

2. 左足向左平跨一大步，双足距离约三横脚宽，**屈膝屈髋下蹲**，脚尖微内扣，脚跟稍外蹬（图4-1-2）。

3. 同站档势3。

屈膝屈髋下蹲，脚尖
微内扣

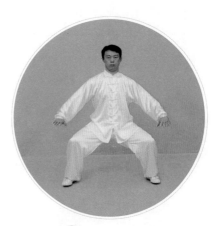

图 4-1-2　马档势

弓箭裆势

1. 同站裆势 1。

2. 身体向左转，左足向左前方跨出一大步，左腿屈膝屈髋，膝与足尖成垂直线，足尖内扣 30° 左右，右腿，膝部伸直，足略微外撇，脚跟踏实，为前弓后箭之势（图 4-1-3）。

3. 上身稍前倾，重心下沉，双手后伸，伸肘伸腕，蓄劲于掌。

前腿屈膝半蹲，后腿伸直，前弓后箭

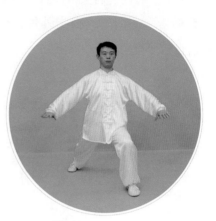

图 4-1-3　弓箭裆势

大裆势

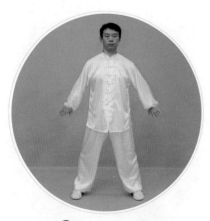

图 4-1-4　大裆势

1. 同站裆势 1。

2. 左足向左分开一大步，双膝伸直，双足踏实（图 4-1-4）。

3. 同站裆势 3。

两脚并步站立；双臂自然垂于体侧；身体中正，目视前方

磨裆势

1. 同站档势1。

2. 右弓步，上身稍前倾，下沉重心，右手护住腰部，左手俯掌屈肘推向右上方，运劲徐徐向左磨转，**身体随其向左旋转**，右弓步变成左弓步。（图4-1-5）。

左手俯掌屈肘推向右上方，身体随其向左旋转

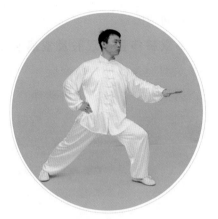

图 4-1-5　磨档势

亮裆势

1. 同站档势1。

2. 同弓箭档势2、3。

3. 两手从后缓慢向上亮掌，十指相对，掌心向上，**双目视掌**，上身稍前倾，重心下沉（图4-1-6）。

两手向上亮掌，双目视掌

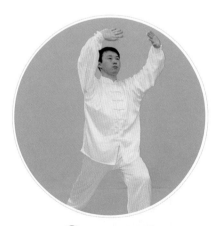

图 4-1-6　亮档势

并裆势

1. 同站档势 1。

2. 双膝伸直，双股及双肩夹紧，双手及双肘撑直后伸，屈腕，掌心向下，拇指外展，余四指自然伸直（图4-1-7）。

双膝伸直，双股及双肩夹紧

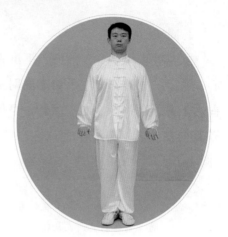

图 4-1-7　并档势

悬裆势

1. 左足向左横开一大步，半蹲屈膝，站势同马档势。

2. 两手后伸，直肘，腕屈曲，四指自然伸直，拇指外分（图4-1-8）。

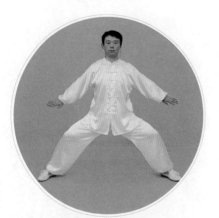

横开一大步，半蹲屈膝

图 4-1-8　悬档势

低档势

1.**屈膝下蹲**，足尖内扣，五趾抓地，足跟外蹬，**上身下沉**，臀部稍后坐。

2.双手握拳前举，肘关节微屈，拳心相对，**双目平视**（图4-1-9）。

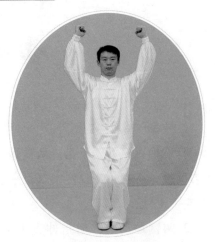

屈膝下蹲，上身下沉，双目平视

图 4-1-9　低档势

坐档势

1.**双腿交叉，盘膝而坐**，脚外侧着地，臀坐于足跟，上身微前倾。

2.掌心朝下，屈腕，身体平衡，双目平视（图4-1-10）。

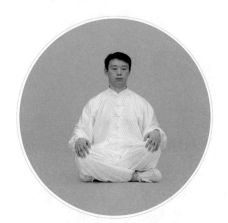

双腿交叉，盘膝而坐

图 4-1-10　坐档势

前推八匹马

1. 选站档势或指定裆势，屈肘，直掌护于两胁。

2. **两掌心相对**，拇指伸直、外展，四指自然伸直，**蓄劲于指，两臂缓慢运力前推**，挺胸，略收臂，双目平视（图4-1-11）。

3. 两臂运动时，拇指伸直上翘，指端尽量与手臂成直线，徐徐屈肘，收回于两胁部。

4. 由立掌转为俯掌下按，恢复原裆势。

掌心相对，蓄劲于指，两臂缓慢运力前推

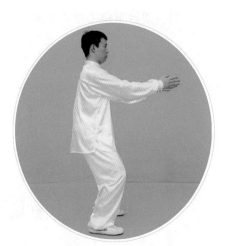

图4-1-11　前推八匹马

倒拉九头牛

1. 选站裆势，双手屈肘，直掌护于两胁。

2. 双手掌自两胁部向前推，边推边将前臂徐徐内旋，当双手完全伸直时，虎口朝下，四指自然伸直，拇指用力外展，肘、腕伸直，力求与肩平。

3. **五指逐渐屈收**，由掌化拳尤如握物，**劲注于拳心**，旋腕，拳眼向上，捏紧内收。当行至两胁部时，上身微前倾，臀部微收（图4-1-12）。

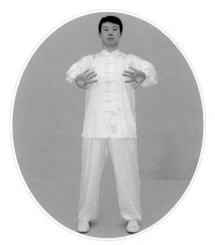

五指逐渐屈收，如握
物，劲注于拳心

图 4-1-12　倒拉九头牛

4.由拳化为直掌下按，恢复原裆势。

单掌拉金环

1.与倒拉九头牛势1相同。

2.左手前推，同时手掌缓慢内旋，当虎口朝下时，掌心向外，四指自然伸直向前，拇指外展，**蓄劲于臂**，掌侧着力，肘、腕关节伸直，**肩部放松，双目平视**，呼吸自然（图4-1-13）。

3.五指握拳，蓄劲于拳心，缓慢旋腕，至拳眼向上，握紧内收，恢复成原裆势。

蓄劲于臂，肩部放
松，双目平视

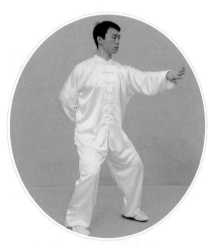

图 4-1-13　单掌拉金环

凤凰展翅

1. 选大档势，屈肘，缓慢上移至胸前立掌交叉。

2. 由立掌交叉转为俯掌徐徐向左右外分，上身微前倾（图4-1-14）。

3. 双手蓄劲，上臂外旋，屈肘内收，原路徐徐返回，掌心逐渐相对至胸前立掌交叉，再化为俯掌下按，恢复原档势。

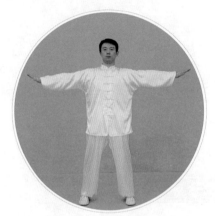

俯掌向左右外分，上身微前倾，双手蓄劲

图 4-1-14　凤凰展翅

霸王举鼎

1. 选大档势，双手屈肘内收仰掌于腰部待势。

2. 双掌缓缓上举，掌心向上过肩，掌根向外，指端由外向内旋转，至虎口相对，缓缓上举，如举重物，肘部挺直，指端相对，四指自然伸直，拇指外展伸直，双目平视，（图4-1-15）。

3. 旋腕翻掌，指端向上，掌心相对，拇指外分，蓄力而下，逐渐收回护腰，恢复原档势。

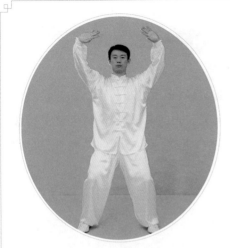

双掌缓缓上举，虎口相对，如举重物

图4-1-15　霸王举鼎

顺水推舟

1. 取大裆势，两手屈肘直掌于两胁待势。

2. **两直掌蓄劲**缓慢向前推出，前臂逐渐内旋，虎口向下，四指自然伸直，拇指伸直外展，指尖相对，双上肢似环之形，**双肘挺直形似推舟，力求掌、肘与肩相平**（图 4-1-16）。

3. 五指徐徐向外旋，转为直掌，屈肘蓄力而收，成仰掌护腰，恢复原裆势。

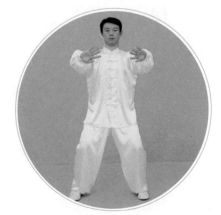

直掌蓄劲向前推出，双肘挺直形似推舟，掌、肘与肩相平

图4-1-16　顺水推舟

怀中抱月

1. 选站裆势或指定的裆势，双手屈肘，直掌护于两胁。

2. 双手仰掌由腰部徐徐上提，化为立掌在胸前交叉，（两臂外旋）缓缓向左右分推，掌背朝外肘欲直，指端朝左右下方，掌心朝前与肩平，足跟外蹬。

3. **掌心相对，慢慢蓄劲，上身略前倾，两手势如抱物**（图 4-1-17）。

4. 由胸前立掌化俯掌下按，恢复原裆势。

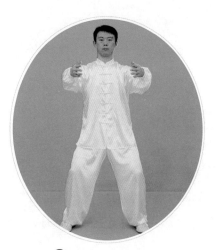

掌心相对，慢慢蓄劲，两手势如抱物

图 4-1-17　怀中抱月

仙人指路

1. 选并裆势或指定裆势，双手屈肘仰掌护于腰。

2. 右仰掌上提至胸前立掌，四指自然伸直，拇指伸直外展，手心内凹成瓦楞掌，**肘臂蓄劲立掌向前缓缓推出**（图 4-1-18）。

3. 待完全推直后**旋腕握拳**，蓄劲而收，化掌下按，恢复原裆势。

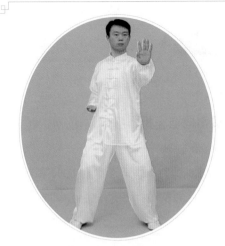

手心内凹成瓦楞掌，肘臂蓄劲立掌向前缓缓推出

图 4-1-18　仙人指路

平手托塔

1. 选大裆或指定的裆势，两手屈肘仰掌护腰待势。

2. 两掌徐徐向前运劲推出，拇指向左右外侧逐渐倾斜，**保持手掌水平运行**，肘伸直，**犹如托物在手**，完全推出后手与肩平（图 4-1-19）。

3. 运动拇指向左右外侧倾斜，四指自然伸直，屈肘徐徐运劲收回，护于两胁，化仰掌为俯掌下按，恢复原裆势。

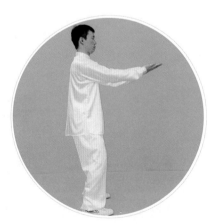

两仰掌运劲前推，保持手掌水平，犹如托物在手

图 4-1-19　平手托塔

运掌合瓦

1. 选大裆势，两手屈肘仰掌护腰待势。

2. 右手由仰掌化为立掌，**运劲于臂贯指**向前平推，肩部放松，肘伸直，指端向上，掌心向前，蓄劲待发。

3. 右手旋腕化为**仰掌缓慢收回**，于胸前左仰掌即变俯掌在右仰掌上交叉，掌心相对，向前慢慢推出，掌心向前，右仰掌收回于肋部，左仰掌收回于腰（图4-1-20）。

4. 将腰之仰掌化为俯掌下按，恢复原档势。

运劲于臂贯指向前平
推，向前慢慢推出

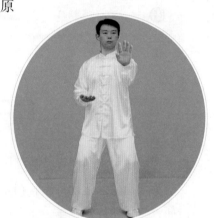

图4-1-20　运掌合瓦

风摆荷叶

1. 选大档势，双手屈肘，直掌护于两胁。

2. 双手屈肘，掌心朝上，四指自然伸直，拇指外展伸直，渐循至胸前。右在左上交叉，蓄劲前挤，再缓慢**向左右外分**，肩、肘、掌成水平直线，头如顶物，双目平视，呼吸自然（图4-1-21）。

3. 两仰掌徐徐合拢，右在左上或左在右上，**交叉相迭**，掌心朝上。

4. 回收相叠仰掌，于胸前变俯掌下按，恢复原档势。

蓄劲前推，肩、肘、掌
成水平直线

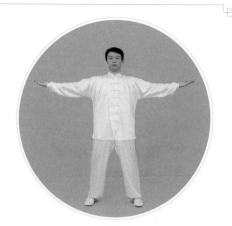

图 4-1-21　风摆荷叶

两手托天

1. 选马档势，双手屈肘，仰掌护于两胁。

2. 缓慢上托，于胸前内旋翻掌向上，继续**缓缓上托**，指端着力，肩松肘直，双目平视，**头若顶物**（图 4-1-22）。

3. 拇指由外蓄劲倾斜，四指自然，掌根蓄力，屈肘内收，徐徐而下，恢复原档势。

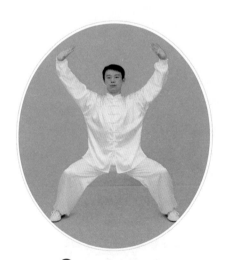

双手仰掌，掌心朝天，
缓缓上托，指端着力，肩松
肘直

图 4-1-22　两手托天

单凤朝阳

1. 选大裆势或指定的裆势，两手屈肘仰掌护腰待势。

2. 左仰掌旋腕变为俯掌，屈肘向胸部左上方运力外展，呈半圆形徐徐运向右下方，收回护腰变为仰掌。（图4-1-23）。

3. 于腰部仰掌化为俯掌下按，恢复原裆势。

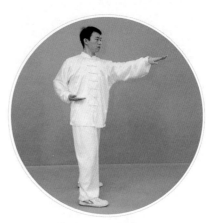

左俯掌向胸部左上方运力外展，徐徐右转右手护腰

图4-1-23　单凤朝阳

乌龙钻洞

1. 选弓箭裆势，两手屈肘，直掌于腰部待势。

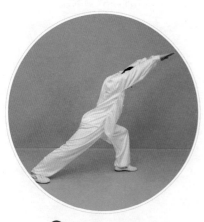

图4-1-24　乌龙钻洞

2. 双直掌并行，掌心相对，缓慢向前推运，掌心逐渐向下化成俯掌，指端向前，**上身随势前倾**，至大臂夹耳两足尖内扣，霸力而蓄（图4-1-24）。

3. 推足后腕关节外旋，指端外展，蓄力而收，边收边转掌心向上，由俯掌化为仰掌护腰，恢复原裆势。

双直掌并行向前推运，上身随势前倾，至大臂夹耳

饿虎扑食

1. 选弓箭裆势，双手仰掌护腰。

2. 直掌前推，双臂旋前，双腕背伸，指尖向上，虎口相对，**腰随势前倾，前腿得势似冲，后腿使劲勿松**（图4-1-25）。

3. 五指内收握拳，旋腕，拳眼朝上，蓄劲于拳心，屈肘收回护腰。

4. 将仰掌变为俯掌下按，恢复原档势。

　　直掌前推，腰随势前倾，前腿得势似冲，后腿使劲勿松

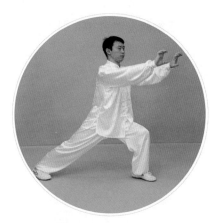

图 4-1-25　饿虎扑食

三起三落

1. 选站裆势或指定档势，双手仰掌护腰。

2. 双掌掌心相对，四指自然伸直，拇指外展，**屈膝下蹲**，徐徐前推。

3. 双掌运劲徐徐收回至腰部，慢慢站起，均匀用力，往返3次（图4-1-26）。

4. 将直掌化为俯掌下按由俯掌化为仰掌护腰，恢复原档势。

　　双掌掌心相对，四指自然伸直，徐徐前推，均匀用力

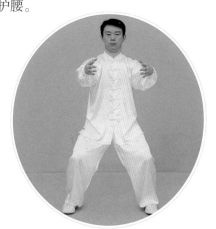

图 4-1-26　三起三落

力劈华山

1. 选马档势或指定档势，两手屈肘，缓慢上移至胸前立掌交叉。

2. **双掌向左右分推**，肘关节微屈，四指自然伸直，拇指外展，掌心向上（图4-1-27）。

3. **双手同时用力，上下蓄劲辟动**，最后一次时化为仰掌，收回于腰，恢复原档势。

双掌向左右分推，双手同时用力，上下蓄劲辟动

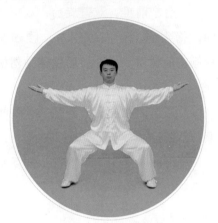

图 4-1-27 力劈华山

海底捞月

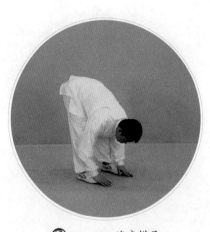

图 4-1-28 海底捞月

1. 选大档势或指定档势，屈肘，仰掌护腰。

2. 双掌缓慢向上，过胸，翻掌向前，左右分推至最大，掌心向下，**上身前倾，下肢伸直**，脚趾抓地，足跟踏实，自然呼吸，**双掌缓慢靠拢**，指尖相对，掌心向上，**似捞月状**（图4-1-28）。

上身前倾，下肢伸直，双掌缓慢靠拢

3. 蓄劲于掌指，缓慢抱住，徐徐往上，至胸，变仰掌护腰，上身也随势而起。

4. 将腰部仰掌化为俯掌下按，恢复原档势。

顶天抱地

1. 选站档势或指定裆势，屈肘，仰掌护腰。

2. **双手缓慢上举**，过肩，**翻掌旋腕**，掌心向上，指尖相对，蓄劲掌指，缓缓上举如顶天。

3. 上举至最大后，翻掌旋腕，向左右外分缓缓下抄，上身随势前倾，双膝伸直，至双掌重叠（图4-1-29）。

4. 双掌似抱物，徐徐上举至胸，上身随势而起。

5. 双掌俯掌下按护腰，恢复原档势。

双手缓慢上举，
翻掌旋腕，缓缓上举
如顶天

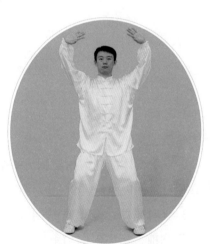

图 4-1-29　顶天抱地

（潘明柱　杨铁军）

第二节　易筋经

概述

易，即改变；筋，即经络、筋骨、肌肉等软组织；经，即方法。故易筋经，就是通过进行调息、调心、调身等锻炼，达到改变和增强经络、筋骨、肌肉等软组织功能的特定方法。

习练要领

精神放松，意识平静；呼吸自然，柔和流畅；刚柔相济，张弛有度；由易而难，循序渐进。

动作详解

预备势：双脚并拢站立，双手自然垂于体侧；下颏微收，百会虚领，唇齿合拢，舌抵上腭，目视前方。

韦驮献杵第一势

1. 左脚向左平跨半步，与肩同宽，双手自然垂于体侧。

2. 双手自体侧向前抬至胸前平举，掌心相对，指尖向前。

3. 双肘屈曲，双臂自然回收，双掌合于胸前，指尖斜向前上方约30°，双掌心内凹，形似抱球（图4-2-1）。

双掌合于胸前，双掌心内凹，形似抱球

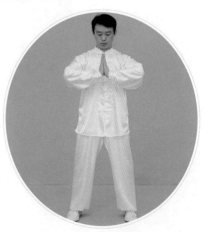

图4-2-1　韦驮献杵第一势

韦驮献杵第二势

1. 接上势，**旋臂翻掌伸腕**，掌心向上，指尖相对。

2. 双肘屈曲上抬，**高过头顶**，仰头，**目视掌背**，双膝伸直，脚趾抓地，足跟微抬。（图 4-2-2）。

3. 收势，旋臂，变掌为拳，双上肢缓慢收至腰部，同时足跟随势下落。

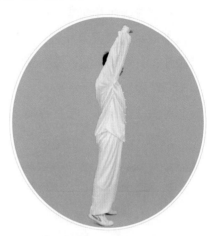

悬臂翻掌伸腕，高过头顶，
目视掌背，双膝伸直

图 4-2-2　韦驮献杵第二势

韦驮献杵第三势

1. 接上势。

2. 双上肢分别缓慢向两侧分开至水平位，**肩肘腕掌背相平**，十指伸直，脚趾抓地，足跟上抬，舌抵上颌，自然呼吸（图 4-2-3）。

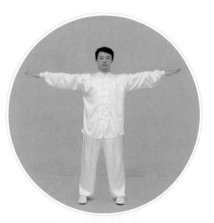

双上肢分别缓慢向两
侧分开至水平位

图 4-2-3　驮献杵第三势

摘星换斗势

1. 接上势。双脚跟缓慢落地，双手握拳，双臂下落腰部。

2. 双拳缓缓伸开变掌，目视前方，身体左转，**双膝微曲**，左臂缓慢上举经体前下摆至右髋关节外侧"**摘星**"，继续动至左肩上方，肘关节微屈手掌自然张开；右臂经体侧下摆至身体后，**目视左掌**（图 4-2-4）。

3. 两臂缓慢打开至水平。

4. 对侧动作相同，唯左右相反。

双膝微曲，左臂"摘星"，右臂摆至身体后，目视左掌

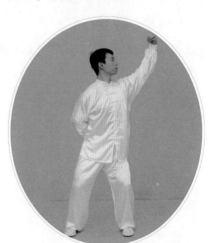

图 4-2-4　摘星换斗势

倒拽九牛尾势（左侧）

1. 接上势。双膝微屈，身体重心向左移，左脚跟内扣，右脚向右侧后方约 45° 撤步；左腿屈膝成左弓步；右手内旋，向前、向下划弧后伸，握拳；左手向前上方划弧，与肩平时握成拳，拳心向上，略高于肩；目视左拳。

2. 身体重心向后移，右膝稍屈；腰略左转，**以腰带肩，以肩带臂**；左臂外旋，右臂内旋，屈肘内收；目视左拳（图 4-2-5）。

3.身体重心向前移，屈膝成弓步；腰稍向右转，双臂放松前后伸展；目视左拳。

4.收右脚成开立步，落手于身体两侧。

5.对侧动作相同，唯有左右相反。

身体重心向后移，右膝稍屈；腰略左转，以腰带肩，以肩带臂；左臂外旋，右臂内旋，屈肘内收；目视左拳

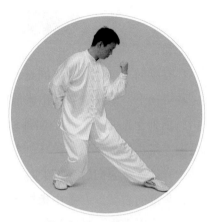

图4-2-5　倒拽九牛尾势

出爪亮翅势

1.接上势。双手握拳，由腰部上提至胸前后，变立掌于胸前，掌心向前，缓慢前推（图4-2-6）。

2.变掌为拳，收回胸前，同时落脚。

3.再次掌心向前，同时脚趾抓地，足跟上提，缓慢前推，反复做7次。

立掌于胸前，掌心向前，缓慢前推

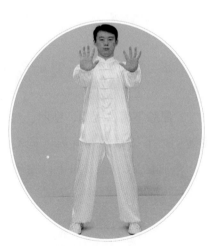

图4-2-6　出抓亮翅势

九鬼拔马刀势（右侧）

1. 右脚向右分开，与肩同宽，躯干右转，右手外旋，掌心向上；左手内旋，掌心向下。紧接着右手由胸前内收经右腋下向后伸，掌心向外；同时左手由胸前伸至前上方，掌心向外。右手经体侧向前上摆至头前上方后屈肘，由后向左绕头半周，掌心护耳；左手经体左侧下摆至左后，肘关节屈曲，手背贴于脊柱，掌心向后，指尖向上；目随右手动，定势后视左后方。

2. 头部向右转，右手**中指按压耳廓，手掌扶按枕部**；身体向右转，扩胸展臂；目视右上方，稍停片刻。

3. 屈膝，上身向左转，右臂内收，左手沿脊柱尽量往上推；目视右脚跟，动作稍停。

4. 伸直双膝，身体转正，右手向上经头顶上方后，再向下平举，同时，左手向上平举，双掌心向下；目视前方。

5. 对侧动作相同，唯左右相反。

三盘落地势

1. 接上势。左脚向左侧分开，比肩稍宽，足尖内扣。

2. **屈膝下蹲，沉肩、坠肘**，双掌逐渐用力下按至约与环跳穴同高位置，双肘微屈，掌心向下，指尖向外；目视前方。（图4-2-7）。

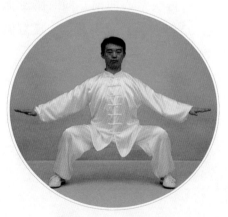

屈膝下蹲，沉肩、坠肘，缓慢起身直立

图4-2-7 三盘落地势

3. 翻掌向上，微屈肘，逐渐上举至与肩平；同时**缓慢起身**直立，双目平视。重复三遍。第一遍微蹲；第二遍半蹲；第三遍全蹲。

青龙探爪势

1. 接上势。左脚收回半步，约与肩同宽；双手握拳，双臂屈肘内收至腰间，拳心向上，双目平视。然后右拳变掌，右臂伸直，向右侧外展，略低于肩，掌心向上；目随手动。

2. 右臂屈肘、屈腕，**右掌变"爪"**，指尖向左，经鼻向身体左侧水平伸出，**躯干随之向左转约 90°，目随手动**（图 4-2-8）。

3. "右爪"变掌，收至左肩前随之身体左前屈，掌心向下按至左脚外侧。躯干由左前屈转为右前屈，并带动右手经过左脚前划弧至右脚外侧，外旋手臂，掌心向前，握拳；目随手动视下方。

4. 起身，同时右拳沿右腿外侧收至腰间。

5. 对侧动作相同，唯左右相反。

手由掌变爪，躯干随之而转，目随手动

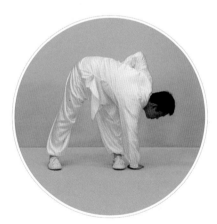

图 4-2-8　青龙探爪势

卧虎扑食势

1.接上势，右脚尖内扣约45°，左脚收至右脚内侧成丁步；同时，身体向左转约90°；双手握拳于腰部。

2.左脚向前迈一大步，成左弓步；同时，**双拳提至肩部，内旋变"虎爪"**，向前扑按，如虎扑食，肘微屈；目视前方。

3.躯干**由腰到胸逐渐屈伸**，双手随躯干屈伸向下、向后、向上、向前绕环一周。随后上身向下俯，双"爪"下按，十指着地；后腿屈膝，脚趾着地；前脚跟稍上抬，随后挺胸、塌腰、抬头、瞪目（图4-2-9）。

4.起身，重心后移，左脚尖内扣，收右脚成丁步，身体右转约180°；双手握拳于腰部。

5.对侧动作相同，唯左右相反。

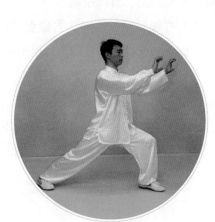

双拳内旋变"虎爪"，向前扑按，躯干由腰到胸逐渐屈伸

图4-2-9 卧虎扑食势

打躬势

1.接上势。起身，（重心后移）右脚尖向内扣，左脚收回，成开立姿势；双手随身体左转，外旋，掌心向前，外展至侧平举后，屈肘，**双掌掩耳**，手指按住枕部，指尖相对，以双手**食指弹拨中指**击打枕部七次（即鸣天鼓），**目视前下方**。

2. 身体前倾由头经过颈、胸、腰、骶，由上而下缓缓牵引前屈，前屈幅度为最大限度，双膝伸直，目视脚尖（图4-2-10）。

3. 恢复原档势。

双掌掩耳，手指按住枕部，食指弹拨中指击打枕部，目视前下方

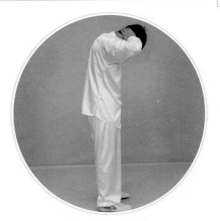

图4-2-10　打躬势

工尾势

1. 并步，双手指交叉放于小腹前，掌心向上，缓慢上举，于胸前内旋翻掌，掌心向上，缓慢上托，直至双肘伸直。

2. 双手、头、肩背尽力向后仰，**全身尽力绷紧**，双目向上看。

3. **上身前倾，同时随势推掌至地，双膝伸直，足跟勿离地。**

4. 双手交叉，头逐渐向左后转动，同时臀部往左前方扭动，**目视尾闾**。（图4-2-11）。

上身前倾，随势推掌至地，双膝伸直，足跟勿离地，目视尾闾

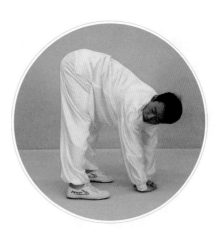

图4-2-11　工尾势

（潘明柱　杨铁军）

第三节　简化太极拳

概述

简化太极拳即太极拳简易套路，属于中华人民共和国成立后推行的一种汉族民间健身拳术，此套太极拳是由国家体委（现国家体育总局）组织部分专家汲取杨氏太极拳之精华编成《简化太极拳》。全套共四段24个动作，其动作精简、易学易记、老少皆宜，5分钟左右可练完一套，主要动作有：起势左右野马分鬃、搂膝拗步、倒卷肱、掤、捋、挤、按、单鞭、云手、左右蹬脚、独立穿梭、海底针、闪通臂、搬拦锤等。具有调和阴阳、保持人体平衡、陶冶情操等作用。

动作及口诀

起势

两脚开立　两脚开立，与肩同宽，脚尖向前，两手**自然**放在大腿外侧，双眼**直视前方**。（图4-3-1）

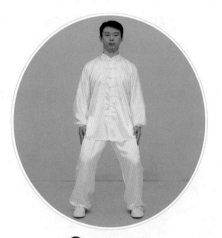

两手自然放于两侧，目视前方

图4-3-1　起势

①两臂前举：两臂慢慢向前平举，至**与肩同高**，掌心向下。（图4-3-2）

两臂与肩同高

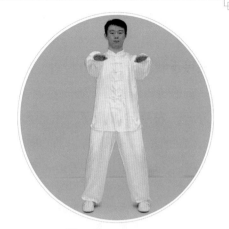

图 4-3-2　两臂前举

②屈膝按掌：上体保持正直，两腿**屈膝下蹲**，两掌轻轻下按，眼平看前方。（图 4-3-3）

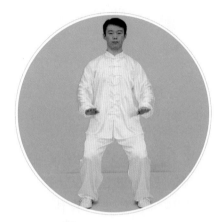

图 4-3-3　屈膝按掌

两腿屈膝下蹲

左右野马分鬃

①左野马分鬃：稍右转体，收脚抱球，转体上步，弓步分手。

身体微向右转，重心移至右腿，同时右臂收于胸前平屈，手心向下，左手经体前向左下划弧放在右手正下方，手心向上，两手心相对成抱球状，左腿随即收到右脚内侧，脚尖着地。（图4-3-4）

两手抱成球状

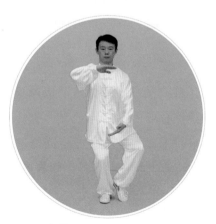

图 4-3-4　收手抱球

身体微向左转，左脚向左前方迈出，右脚跟后蹬，右腿自然伸直，成**左弓步状**，同时上体继续向左转，左、右手随转体慢慢分别向左上、右下分开，**左手与眼相平**（手心斜向上），右手落于右胯旁前，手心向下，指尖向前，眼看左手。（图4-3-5）

左腿左弓步状，左手中指与鼻同高

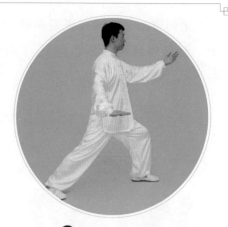

图 4-3-5　弓步分手

②右野马分鬃：后坐撇脚，收脚抱球，转体上步，弓步分手。

上体慢慢后坐，身体重心移至右腿，**左脚尖翘起**，微向外展（约45~60度）。（图4-3-6）

左脚尖翘起

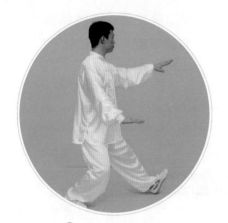

图 4-3-6　后坐撇脚

左脚掌慢慢踏实，重心前移至左脚右腿慢慢前弓，两手抱球身体右转，右腿向右前方迈出，身体重心再移至左腿，呈右弓步同时左手向下，右手向右上划弧，**眼看右手**。（图4-3-7）

眼看右手

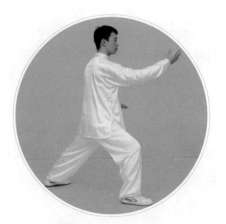

图 4-3-7　弓步分手

白鹤亮翅

①上体微向左转，左手翻掌向下，左臂平屈，右手向左上划弧，手心转向上，左脚跟前迈半步，上体后坐，**重心移至右腿**。

②左脚稍向前，脚尖点地，成左虚步，同时上体再微微向右转，面向前方，两手随转体慢慢向右上、左下分开，右手上提，停于右前额，手心向左后方，左手落于右胯前，**手心向下，指尖向前**，眼平看前方（图4-3-8）。

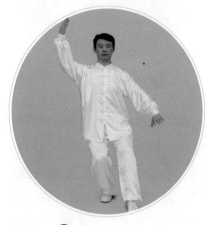

图4-3-8 后坐摆臂

重心移至右腿

左右搂膝拗步

①左搂膝拗步　转体摆臂，摆臂收脚，上步屈肘，弓步搂推。

右手从体前下落，由下向后上方划弧至右肩外侧，手与耳齐平，左手由左下向上，向右划弧至右胸前，手心斜向下；上体微向左再向右转；**右脚收至左脚内侧**。上体左转，左脚向前（略偏左），迈出呈左弓步，右手屈回由耳侧向前推出，与鼻尖齐高，左手向下由左膝前搂过至左胯旁，指尖向前；眼看右手手指。（图4-3-9）

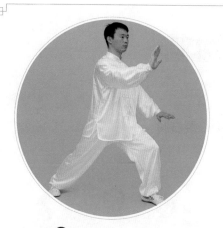

右手屈由耳侧前推，左手
下按搂至左胯旁

图 4-3-9　左搂膝拗步

②右搂膝拗步　后坐撇脚，跟步举臂，出步屈肘，弓步搂推。

后坐撇脚，右腿徐徐屈膝，上体后坐，重心移至右腿，左脚尖翘起微向外，随即脚掌慢慢踏实，左腿前弓，身体左转，重心移至左腿，**右脚收于左脚内侧。**（图 4-3-10）

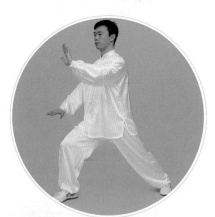

左手前推，右手搂至
右胯旁

图 4-3-10　右搂膝拗步

手挥琵琶

跟步展臂，后坐引手，虚步合手。

右脚向前跟半步，重心渐渐移至右腿，使右脚踏实，坐实右腿；腰微右转；左脚随坐实右腿随提起向前迈，以脚跟着地，脚尖微翘，膝微弓，成左虚步；左手随转腰臂外旋随向上抄，掌心向右，指尖向前侧上，高与肩平；右手同时也随转腰臂外旋随向下采，**掌心向左，指尖朝前侧上**，高与腹齐；两眼向前平视。（图4-3-11）

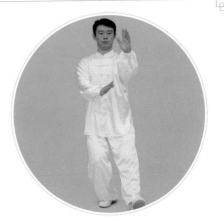

右手掌心向左，指尖朝前侧上

图 4-3-11　手挥琵琶

左右倒卷肱

①右倒卷肱　转体撒手，退步卷肱，虚步推掌。

体稍右转，两手翻转向上，右手随转体向后上方划弧上举至**肩上耳侧**，左手停于体前；上体稍左转；左脚提起向后退一步，脚前掌轻轻着地；眼视左手。（图4-3-12）

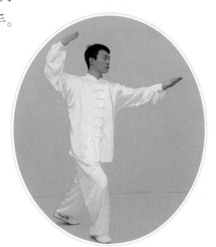

重心渐移至左腿，左脚踏实，右脚脚尖着地，呈右虚步。同时右手前推，掌心斜向下，左手内收，掌心向上，与右肘相应

图 4-3-12　右倒卷肱

②左倒卷肱　转体撒手，退步卷肱，虚步推掌。

同前退步卷肱，惟左右相反。（图4-3-13）

左手停于肩上
耳侧

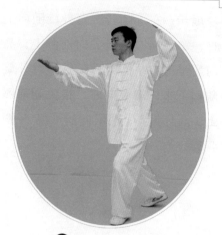

图 4-3-13　左倒卷肱

③右倒卷肱　转体撒手，退步卷肱，虚步推掌。

同前右倒卷肱。（图4-3-14）

右手停于肩上
耳侧

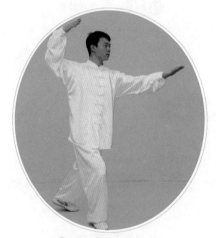

图 4-3-14　右倒卷肱

④左倒卷肱　转体撒手，退步卷肱，虚步推掌。

同前左倒卷肱。（图4-3-15）

左手停于肩上
耳侧

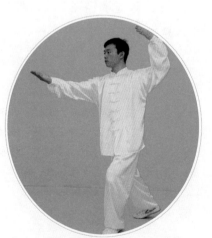

图 4-3-15　左倒卷肱

左揽雀尾

①转体撒手，抱手收脚。

上体右转，右手向侧后上划弧，左手于体前下落，两手成**右抱球状**；**左脚收成丁步**。（图4-3-16）

右抱球状，左脚收成丁步

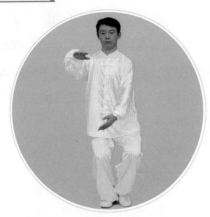

图4-3-16　转体撒手　抱手收脚

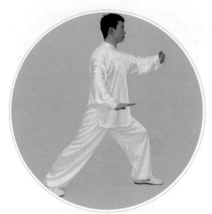

图4-3-17　弓步棚臂

②弓步棚臂。

上体左转，左脚向左前迈成**左弓步**；两手分开，左臂半屈向体前棚架，右手向下划弧按于**右胯旁**，五指向前。（图4-3-17）

左脚弓步，右手于右胯旁

③转体摆臂，转体后捋。

上体稍向左转，左手由**左前方伸出**，右臂外旋，向上前伸于左臂内侧，**掌心向上**。（图4-3-18）向右转体，同时重心移至右腿，以腰带臂，双手后捋至腰前。

左手向左前，右手掌心向上

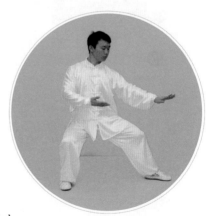

图4-3-18　转体摆臂

④转体搭手，弓步前按，后坐引手，弓步前按。

　　继续右转体，左手收至胸前掌心向内，右手向后向上打开，至与肩同高。向左转体，两腕顺势相拶。重心前移成左弓步；右手推送左前臂向体前挤出，两臂撑圆。上体后坐，**左脚尖翘起**；左手翻转向下，右手经左腕上方向前伸出，掌心转向下，**两手分开与肩同宽**，两臂屈收后引，收至腹前，手心斜向下。重心前移成**左弓步**；两手沿弧线推至体前。（图4-3-19，4-3-20，4-3-21，4-3-22）

转体搭手

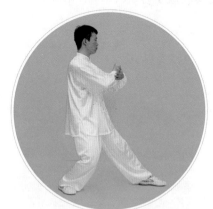

图 4-3-19　转体搭手

左弓步，双手掌心向前

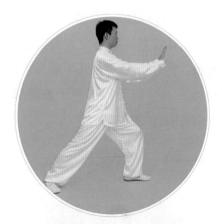

图 4-3-20　弓步前按

右弓步，左脚尖着地

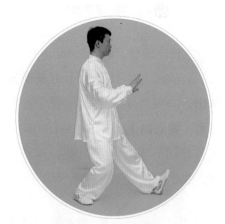

图 4-3-21　后坐引手

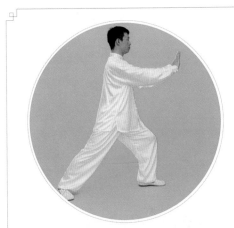

左弓步，两掌心
向前

图 4-3-22　弓步前按

右揽雀尾

①转体分手

重心后移，上体右转，左脚尖内扣；右手划弧并右摆，两手平举于身体两侧；头随右手移转。

②抱手收脚，转体上步，弓步棚臂。

左腿屈膝，**重心左移**，右脚收成丁步；**两手成左抱球状**。弓步掤臂同前，左右相反。（图 4-3-23）

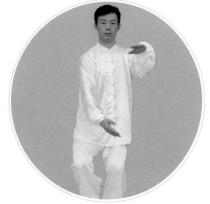

重心左移，双手
抱球

图 4-3-23　抱手收脚

③转体摆臂，转体后捋。

同前转体摆臂，左右相反。

④转体搭手，弓步前挤。

转体、弓步动作同前，左右相反。

⑤后坐引手，弓步前按。

后坐、弓步同前，动作相反。

单鞭

重心后移，左脚内扣，右手向下向左移动至左肩前，掌心向上，左手向上向左移动至左前。重心右移，收左脚成丁步，同时左手向下向上划弧行至右肩前，掌心向内下方。右手向上向右划弧，至身体右前方变成**勾手**，腕与肩齐平，上体左转，左脚向左前方迈出成**左弓步**；左手经体前翻掌向前推出。掌心斜向前（图4-3-24）

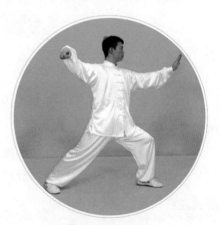

右勾手，左弓步

图 4-3-24　单鞭

云手

①转体松勾，云手收步。

上体右转，**左脚尖内扣**；左手向下、向右划弧至右胸前，掌心向内，**右勾手松开变掌**。（图4-3-25）

左脚内扣，左手至
胸前，右手变掌

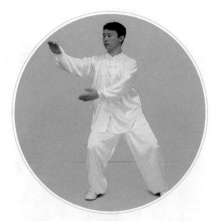

图4-3-25 转体松勾 云手收步

②云手开步，云手收步。

云手收步

上体左转，**重心左移**，右脚向左
脚收拢，两腿屈膝半蹲，两脚平行向
前成小开立步；左手经头前向左划弧
运转，掌心渐渐向外翻转，右手向左
下划弧运转，掌心渐渐转向内；**视线
随左手运转**。（图4-3-26）

重心左移，视线随左手运转

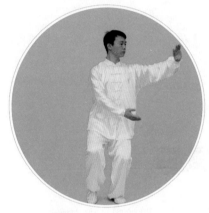

图4-3-26 云手收步

云手开步。

上体右转，**重心右转**，左脚向
左横开一步，脚尖向前；右手经头
前向右划弧运转，掌心逐渐由内转
向外，左手向右下划弧，停于右肩
前，掌心渐渐翻转向内；**视线随右
手运转**。（图4-3-27）

重心右移，视线随右手运转

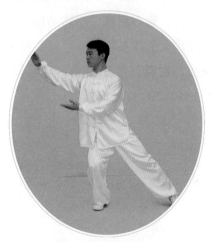

图4-3-27 云手开步

单鞭

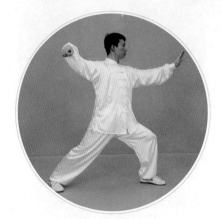

上体右转，重心右移收丁步，左脚跟提起收丁步；右手向左划弧，于右前方掌心翻转变**勾手**；左手向下向右划弧于右肩前，掌心向内。**弓步**推掌同前。（图 4-3-28）

右勾手，左弓步

图 4-3-28　单鞭

高探马

后脚向前收半步；右手松开，两手翻转向上，肘微屈。虚步推掌：上体稍右转，**重心后移**，左脚稍向前移成左虚步；上体左转，右手经头侧**向前推出**；**左臂屈收**于腹前，掌心向上。（图 4-3-29）

重心后移，左虚步，推右手，收左手

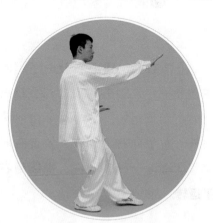

图 4-3-29　高探马

右蹬腿

①穿手提脚，上步翻手，分手弓腿。

上体稍左转，左脚收成丁步；右手稍向后收，左手经右手背上方向前穿出，两手交叉，左掌心斜向上，右掌心斜向下。上体稍左转，左脚向左前方迈出，脚跟点地；右手稍向后收，左手经右手背向前上方穿出，两手交叉，左掌心斜向上，**右掌心斜向下**。（图4-3-30，4-3-31）

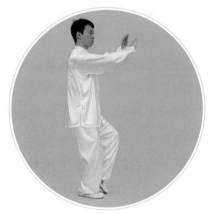

图 4-3-30　穿手提脚

左脚前迈，
双手分按

左脚前迈，
双手分按

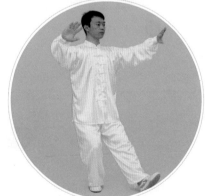

图 4-3-31　上步翻手

②抱手收脚

右脚成丁步；重心移至左腿，提右膝两手向腹前划弧相交合抱，举于胸前，右手在外，**两掌心转向内**。（图4-3-32）

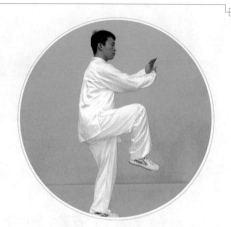

右丁步，两掌心转向内

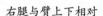

图4-3-32 抱手收脚

右腿与臂上下相对

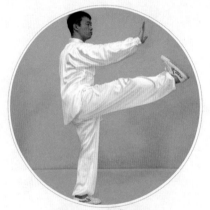

图4-3-33 分手蹬脚

③分手蹬脚

两手心向外撑开，两臂展于身体两侧，肘微屈，腕与肩齐平；左腿支撑，右腿屈膝上提，脚跟徐徐用力向前上方蹬出，脚尖上勾，膝关节伸直，**右腿与臂上下相对**，方向为右前方约30度；眼视右手。（图4-3-33）

双峰贯耳

①屈膝并手，上步落手。

右小腿屈膝收回，左手向体前划弧，与右手相并落于右膝上方，掌心皆翻转向上。（图4-3-34）

右小腿屈膝收回，
掌心皆翻转向上

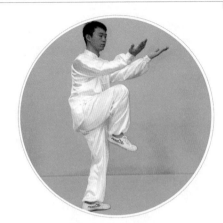

图4-3-34　屈膝并手

②弓步贯拳

右脚下落，向右前方上步成右弓步；两手握拳经两腰侧向前上划弧摆于头前，两臂半屈成钳形，**两拳相对，同头宽，拳眼斜向下。**（图4-3-35）

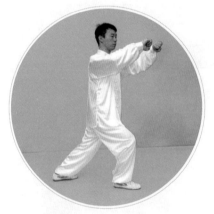

图4-3-35　弓步贯耳

两拳相对，同头宽，拳眼斜向下

转身左蹬脚

重心后移，扣右脚，向左转体，左腿屈膝后坐，两拳松开，左手向左划弧，**两手平举于两侧，掌心向外。**抱手收脚，分手蹬脚与右蹬脚的动作相同，左右相反。（图4-3-36）

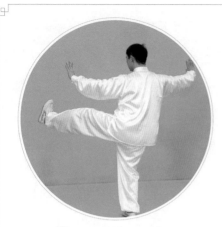

重心右移，两手平举于两侧，掌心向外

图 4-3-36　转身左蹬脚

左下势独立

①收腿勾手，屈蹲开步。

左腿屈膝回收；上体右转，右臂内合，**右手变勾手**，左手划弧摆于右肩前，掌心向右。（图4-3-37）

左腿屈收于右小腿内侧，右手变勾手

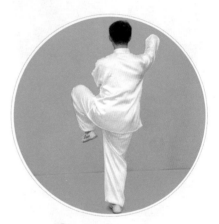

图 4-3-37　收腿勾手

右腿屈曲下蹲，左脚向侧方向迈出成仆步，脚尖向前。右手不动，左手沿腿行至足背。（4-3-38）

重心右移

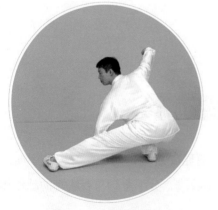

图 4-3-38　屈蹲开步

②仆步穿掌，弓腿起身。

左脚外撇重心移向左腿成左弓步；**左手前穿向上挑起，右勾手内旋，置于身后。**（图4-3-39）

右勾手于身后，
左手向上挑

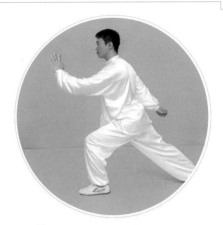

图 4-3-39　仆步穿掌　弓腿起身

③独立挑掌。

上体左转，重心前移，右腿屈膝上提成**左独立步；左手下落于左胯旁，右勾手下落变掌，向体前上挑，**掌心向左，与眼齐平，右臂半屈成弧。（图4-3-40）

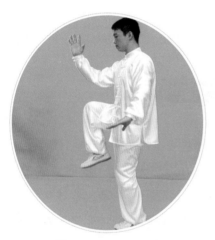

图 4-3-40　独立挑掌

左独立步，右勾手变掌

右下势独立

①落脚勾手，屈蹲开步。

右脚落于左脚右前方，脚前掌点地，上体左转，左脚以脚掌为轴随之运转收右脚成丁步；**左手变勾手上提举于身体左侧，高与肩平，右手划弧摆于左肩前，**掌心向左；眼视勾手。（图4-3-41）

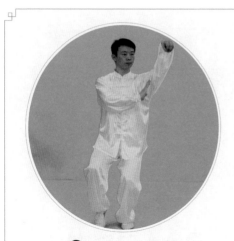

②仆步穿掌。

同前仆步穿掌，左右相反。

③弓腿起身，独立挑掌。

弓步起身，独立挑掌同前，左右相反。

左勾手与肩相平，右掌向左

图 4-3-41　落手勾脚

左右穿梭

①左穿梭　落脚转体，抱球收脚，上步错手，弓步架推。

右脚屈曲，微向左转体。左脚向左前方迈出，屈膝，收右脚成丁步。同时左臂内旋，掌心向下，右臂外旋，运行至腹前，两手成抱球状。上体右转，右脚向右前上步成**右弓步**；**右手**向前上划弧，翻转上架于**右额前上方**，**左手**向后下方划弧，经肋前推**于体前**，与鼻齐平；眼视左手。（图4-3-42）

右弓步，右手于右额前，左手于体前

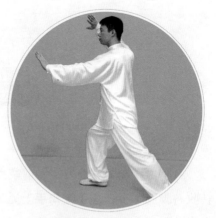

图 4-3-42　左穿梭

②右穿梭　转体撇脚，抱手收脚，上步错手，弓步架推。

重心后移，右脚尖外撇，左脚内收成丁步；上体右转，右臂下落，左臂向左、向下、向右划弧，两手于体前成抱球状。**弓步架推同前，左右相反。**（图4-3-43）

左弓步，左手于左额前，右手于体前

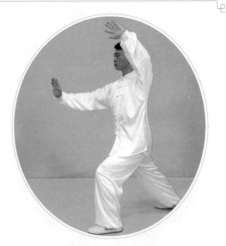

图 4-3-43　右穿梭

海底针

右脚向前收拢半步，**重心后移**，右腿屈坐；上体右转，**右手下落屈臂提抽于耳侧**，掌心向左，指尖向前，**左手向右划弧下落于腹前**，掌心向下，指尖斜向右。向左转体，右手自耳侧向体前下方探出，左手顺势行至左胯前（图4-3-44）

右手于体前下方下探，左手置于左胯旁

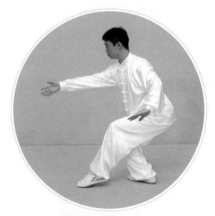

图 4-3-44　海底针

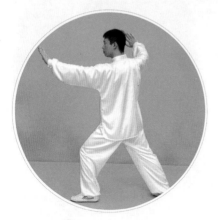

闪通臂

左脚向前上步成左弓步；左手推于体前，右手撑于头侧上方，掌心斜向上，两手分展；眼视左手。（图4-3-45）

左弓步，左手于体前，右手于头侧上

图 4-3-45　闪通臂

转身搬拦捶

①转身扣脚，转体握拳，垫步搬拳。

重心右移，扣左脚，右手摆于体右侧，左手摆于头左侧，**重心后移**，左腿屈坐，右脚尖内收；身体右转。右手变拳，落于体前，拳心向内左手置于肩前。右脚脚跟点地，**脚尖外撇；右拳经胸前向前搬压，拳心向上**，与胸齐平，肘部微屈，左手经右前臂外侧下落，与右肘相合；眼视右拳。（图4-3-46）

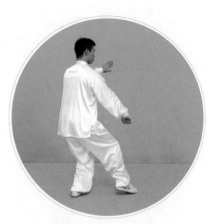

重心后移，右脚跟点地，右拳向下压

图 4-3-46　转体握拳

②转体收拳，上步拦掌，弓步打拳。

上体右转，**右拳向右划弧于体侧**，拳心向上，**左臂外旋**，向体前划弧，掌心斜向下。左脚向前上步，**脚跟点地**；左掌拦至体前，掌心向右，**右拳翻转收于腰间**，拳心向上，眼视左掌。上体左转，重心前移成左弓步；**右拳向前打出**，肘微屈，拳眼向上，左手微收，掌指附于右前臂内侧，掌心向右。重心前移成左弓步，同时右拳旋臂成直拳向前打出，左手置于右肘内下方。（图4-3-47，4-3-48，4-3-49）

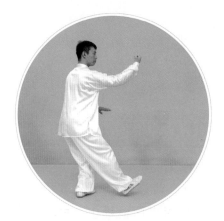

图4-3-47　垫步搬拳

右拳向上，左臂于
体前

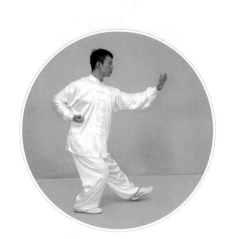

图4-3-48　上步拦掌

左脚跟点地，右拳收于腰间

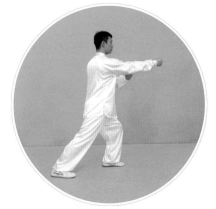

图4-3-49　弓步打拳

左弓步，右拳向前
击打

如封似闭

①后坐收引。

重心后移，两臂屈收后引，两手分开收于胸前，与胸同宽，掌心斜相对；眼视前方。（4-3-50）

重心后移，两手分开收于胸前

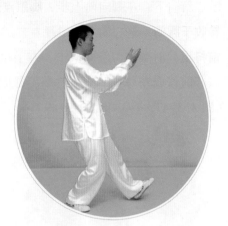

图 4-3-50　后坐引手

②弓步按掌。

重心前移成左弓步；两掌经胸前弧形向下向前推出，与肩齐平，与肩同宽。（图 4-3-51）

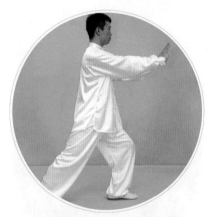

图 4-3-51　弓步按掌

两掌弧形推出，与肩齐平

十字手

转体扣脚，侧弓分步分手，转体落手，收脚合抱。

上体右转，重心右移，右腿屈坐，左脚尖内扣；右手向右摆于头前，两

手心向外；眼视右手。上体继续右
转，右脚尖外撇成弓，右手继续划
弧至身体右侧，两臂侧向平举，手
心向外；眼视右手。上体左转，重
心左移，左腿屈膝侧成弓，右脚尖
内扣；两手划弧向下，交叉上举成
斜十字形，右手在外，手心向内。
上体转正，右脚内收为小开立步，
两腿直立；**两手交叉合抱于胸前**。
（图 4-3-52）

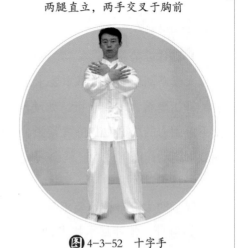

两腿直立，两手交叉于胸前

图 4-3-52　十字手

收势

翻掌分手，垂臂落手，并脚还原。

两臂内旋，两手翻转向下分开，**两臂慢慢下落停于身体两侧**；眼视前
方。左脚轻轻收回，恢复成**预备姿势**。（图 4-3-53）

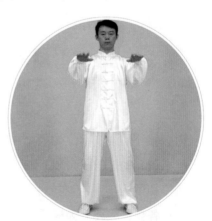

两臂慢慢下落停于
身体两侧；眼视前方

图 4-3-53　旋臂分手

注意事项

1. 动作姿势正确

太极拳动作姿势的基本要求是虚灵顶劲、含胸拔背、松腰敛臀、沉肩坠肘、舒指坐腕、尾闾中正。如动作姿势不正确，势必影响力量的协调发挥，使不该用力的肌群也在持续紧张，造成局部肌肉劳损和关节的负荷过重，如屈膝下蹲动作深度过大，就会造成膝部劳损。

2. 技术动作规范

规范的太极拳技术要求气沉丹田、圆裆活髋、内鼓外安、运动如抽丝、迈步如猫行，各种基本技术动作要做到起点准确，运行路线清楚，止点到位，动作连贯，上下相随，手眼配合，从而使身法自如。

3. 运动量不宜过大

适宜的运动量有助于身体健康，过量运动亦会影响身体健康，使身体疲惫，适得其反。

4. 专业认识指导

如不能正确完成各项动作，应先由专业人士指导后再进行运动，否则易出现腿部肌肉及关节损伤。

（张任　邱鹏）

第四节　太极推手

概述

太极推手也称打手、揉手、擖手，是以上肢、躯干为攻击部位，运用"掤、捋、挤、按、采、挒、肘、靠"等动作以达到借力、发力，使对方身体失去平衡的一项具有对抗性、娱乐性、健身性的体育运动。其流派众多，风格特点各异，主要分为杨氏太极推手、陈氏太极推手、吴氏太极推手三大流派，本节着重讲解杨氏太极推手。太极推手采用均匀、缓和的腹式呼吸，有利于改善肺泡通气量，使呼吸深度加大。因此，太极推手能改善呼吸系统的功能。此外，太极推手亦是中枢神经运动、呼吸运动和骨骼肌肉运动相结合的综合性运动。对改善血液循环、增强体质、提高韧带的柔韧性及关节的灵活性甚至祛病等都有很好的效果。太极推手基本动作主要有："掤"，用手臂沾接、捧架对方，筑成防线；"捋"，顺势向侧方或向后牵引；"挤"，向前挤压，逼迫；"按"，向下、向前推按；"采"，向下牵引；横向分化或进击对方；"肘"，用前臂旋转或肘关节制约、攻击对方；"靠"，以肩、背挤压。

动作要领

起势

◎ 相对站立

甲乙（男为甲，女为乙）相对站立，成并步立正势，身体自然放松，目视对方。（图4-4-1）

自然放松，目视对方

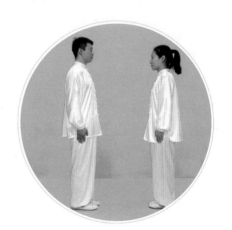

图4-4-1 起势

◎ 抱拳行礼

甲乙**抱拳行礼**，而后还原成立正姿势。右手食指、中指、无名指、小拇指四指伸直并拢，由第一关节、第二关节依次屈向手心，拇指扣压于食指第二关节上；左手五指伸直并拢，大拇指第一关节屈伸；两手合抱，右拳面贴左掌心，右指根拳棱与左掌指根对齐，左手拇指与右拳眼对应。（图4-4-2）

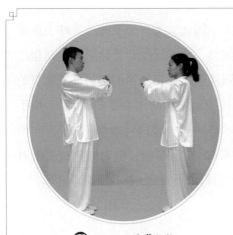

立正姿势，抱拳
行礼

图 4-4-2　抱拳行礼

平圆单推手

1.预备姿势通上立正。

2.甲乙身体微左转，双方右腿前迈一步，两脚内侧相对，脚尖向前，甲乙右脚相距约 15~20cm；同时双方**右手向前伸出**，手臂稍屈，双方**手背相贴**，手腕交叉，左手插腰；**重心落于两脚之间**，稍偏于后腿，后腿屈膝半蹲；目视对方。（图 4-4-3）

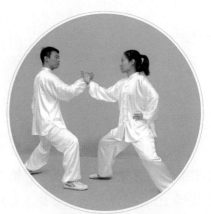

右手向前伸出，
手背相贴，重心落于
两脚之间

图 4-4-3　平圆单推手

3. 甲身体重心向前移，右腿前弓，右掌向前平推，按向右胸部。

4. 乙承甲之按劲，重心后移；左腿稍屈，上身右转，**以右掌向右引甲右手**，使其不能触及胸部而落空。（图4-4-4）

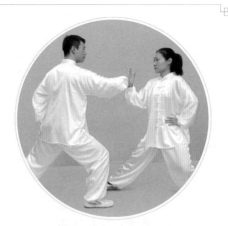

乙承甲之按劲，以
右掌向右引甲右手

图4-4-4　平圆单推手

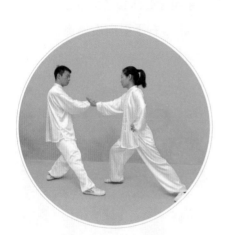

图4-4-5　平圆单推手

5. 乙随即用右掌向前平推，按向甲右胸部。（图4-4-5）

乙右掌向前平推，
按向甲右胸部

6. 甲用右手承接乙之按劲，**重心稍后移**；左腿稍屈，上身右转，**以右掌向右引乙右手使其落空**。（图4-4-6）

如此循环练习，双方推手路线成一平圆形。

甲承乙之劲，重心后移，
以右掌引乙右手

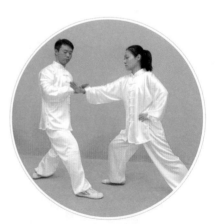

图4-4-6　平圆单推手

立圆单推手

1. 预备姿势同起式。

2. 甲用右手指尖向乙面部伸插，重心微向前移，右腿随之成前弓步，乙**右手用掤劲承接甲之来劲**，重心略向后移，左腿屈膝，向右转体，将甲右掌引向头部右前侧，**使其落空**。（图 4-4-7）

3. 乙顺势将右掌贴于甲右手腕上，向下绕弧切按，**重心前移**，右腿成前弓步，用右手指尖向前伸插甲腹部；甲以右手用掤劲承接乙之来劲，右臂顺势回收，重心后移，微屈左腿，向右转体，将乙右手引向右胯侧，使其落空。（图 4-4-8，4-4-9）

甲右手指尖向乙面部
伸插，右手用掤劲承接甲
之来劲

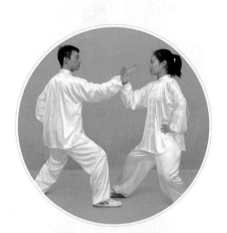

图 4-4-7　立圆单推手

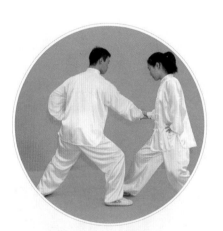

图 4-4-8　立圆单推手

乙顺势将右掌贴于
甲右手腕上，向下绕弧
切按

甲以右手用掤劲承接乙
之来劲，使其落空

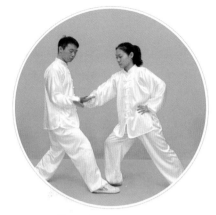

图 4-4-9　立圆单推手

4.甲将右手呈弧形上提于头部右侧并**向乙面伸插**；乙仍如前顺势将甲右手引向头部右前侧，使其落空。（图4-4-10）

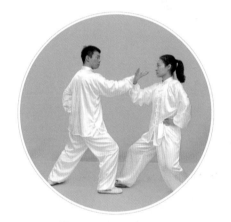

甲将右手向乙面伸
插，乙将甲右手引向头部
右前侧

图 4-4-10　立圆单推手

折叠单推手

1.预备姿势同起式。

2.甲右手向乙面部内旋伸挺（掌心向下），重心前移，右膝成前弓状；乙以**右手用掤劲承接**甲之来劲，重心稍向后移，左腿屈膝，**皆左转体**，将甲右手引向头部右侧；乙向右转体，稍后坐，右臂随之外旋，掌心向上，掌背压于甲右手腕，向下绕弧引甲右手沉压至右胯旁。（图4-4-11，4-4-12）

甲右手向乙面部内旋
伸，乙以右手用掤劲承接甲
之来劲，皆左转体

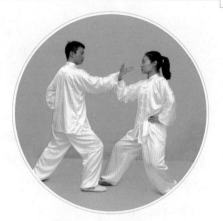

图 4-4-11　折叠单推手

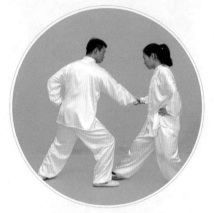

乙向右转体，右掌
背压于甲右手腕

图 4-4-12　折叠单推手

3.乙将右手内旋绕弧向上提**向甲面部伸插**，重心前移，右腿稍前弓；甲右手贴乙右手引向头部右侧；甲继续转腰后坐，右臂外旋，掌心向上，**掌背压乙右手腕上**，向下绕弧引右手沉压至右胯旁。（图 4-4-13，4-4-14）

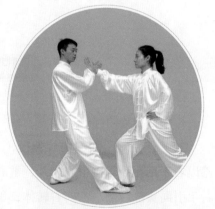

乙向甲面部伸插，
甲右手贴乙右手引向头
部右侧

图 4-4-13　折叠单推手

甲掌背压乙右手腕
上，引至右胯旁

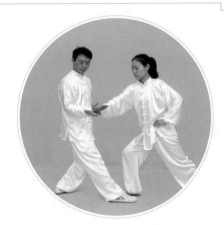

图 4-4-14　折叠单推手

4.甲顺势将右手内旋绕弧向上
提并**向乙面部伸插**；乙又以右手掤
劲承接甲之来劲，重心稍后移，转
腰后坐，并将**甲右手引向头部右侧**。
（图 4-4-15）

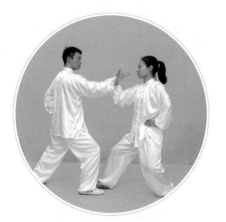

甲右手向乙面部伸
插，乙将甲右手引向头
部右侧

图 4-4-15　折叠单推手

平圆双推手

1.预备姿势：甲乙**相对**站立，相对距离以双方两臂握拳前平举，拳面相
接触为准。双方右脚向前方上步，两脚内侧相对，相距约 10~20 厘米，**目视
对方**。（图 4-4-16）

相对站立，目视对方

2.甲右手内旋，掌心按于乙右手腕上，向前下方推按，左手同时扶乙右肘部向同一方向推按，使乙右臂贴于胸部（通称为"按"）；乙以右臂用劲承接甲按劲，**左手掌扶于甲右肘部**，向后引，重心稍后移，左腿屈蹲，身体微右转，**用右臂将甲按劲向右引**，左手辅助，使甲按劲落空（通称为"化"）。（图4-4-17，4-4-18）

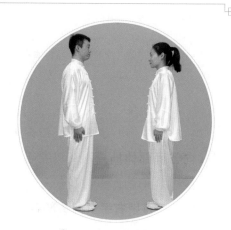

图4-4-16　平圆双推手

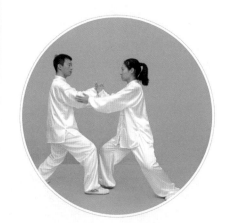

图4-4-17　平圆推手

甲掌心按于乙右手腕上，扶乙右肘部向同一方向推按

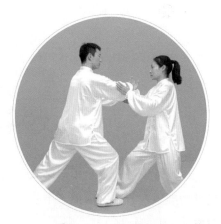

图4-4-18　平圆推手

乙左手掌扶于甲右肘部，用右臂将甲按劲向右引

3.乙顺势翻右掌，**右掌心按在甲右手腕上**，同时两手向前下**推按**，其动作和目的与甲用按势相同；甲右臂用劲**承接乙按劲并向后引**，同时左手掌扶在乙肘部，**重心后移**，上体微向右转，用右臂将乙方按劲向右引，使其按劲落空。（图4-4-19，4-4-20）

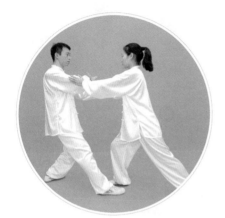

乙右掌心按在甲右手腕上，向前下推按

图 4-4-19 平圆推手

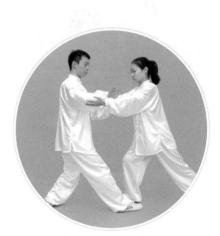

甲承乙并后引，重心后移

图 4-4-20 平圆推手

立圆双推手

1. 预备姿势同平圆双推手起式。

2. 甲右手向乙面部内旋伸插，左手扶住乙右肘部，**重心前移**，右腿屈膝成前弓步；乙以右手用劲承接甲之来劲，**左手扶在甲右肘部，重心后移**，左腿亦屈膝，向右转体，将甲右掌引向头部右侧，使其落空。（图4-4-21，4-4-22）

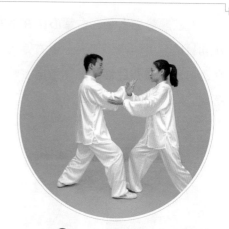

甲右手向乙面部内
旋伸插，重心前移

图 4-4-21　立圆双推手

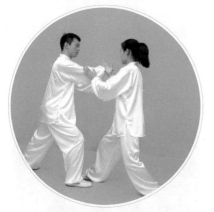

图 4-4-22　立圆双推手

乙左手扶在甲右
肘部，重心后移

3. 乙顺势将右掌**贴于甲右手腕上，向下沿弧线切按**，左手向下按甲右肘部于腹前，重心稍前移，右腿屈膝成前弓步，右手向前伸插甲腹部，左手扶于甲右肘；甲以右手用劲承接乙之来劲，右臂顺势回引并**左手扶于乙右肘部**，重心稍后移，左腿屈膝后坐，向右转体，将乙右手引向右胯侧，使其落空。（图4-4-23，4-4-24）

乙右掌贴于甲右手腕上，向下沿
弧线切按

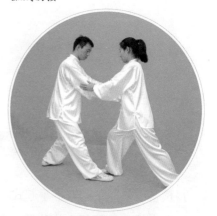

图 4-4-23　立圆双推手

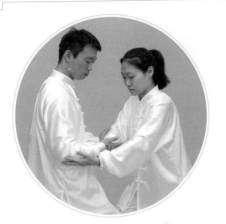

甲左手扶于乙右肘部，
将乙右手引向右胯侧

图图 4-4-24 立圆双推手

4.甲将右手沿弧形向上提至头部右侧并**向乙面部伸插**，左手扶在乙右肘部，重心稍前移，右腿屈膝成前弓步，乙用劲将甲右手来势**向后引向头右侧**，使其落空。(图4-4-25)

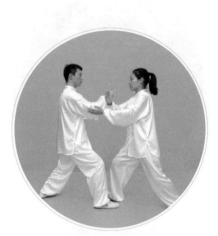

甲右手向乙面部伸插，
乙用劲将甲右手来势向后
引向头右侧

图 4-4-25 立圆双推手

折叠双推手

1.预备姿势同平圆双推手起式。

2.甲右手内旋并**向乙面部伸插**，重心稍前移，右腿屈膝成前弓步，**左手扶在乙右肘部**；乙以右手用劲承接甲之来势，左手扶于甲右肘部；重心稍后移，左腿屈膝，身体微右转，右臂外旋并屈肘，使右**掌心向上翻**贴于甲右手

腕上，向下沿**弧线**引带沉压甲右手于右腹前，重心后移，右腿屈膝成前弓步。（图4-4-26，4-4-27）

甲右手向乙面部伸插，左手扶在乙右肘部，乙左手扶于甲右肘部

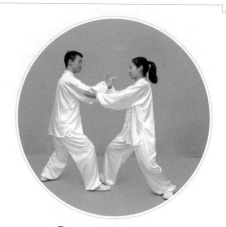

图4-4-26　折叠双推手

右掌心向上翻贴于甲右手腕上，引带沉压甲右手于右腹前

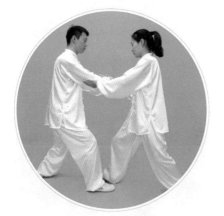

图4-4-27　折叠双推手

3. 乙将右手沿弧线上提并向甲**面部伸插**，左手扶于甲右肘部；甲重心后移，以右手用劲承接乙之来势，身体微向右转，左腿屈膝后坐，右臂外旋并屈肘，使**右掌心向上翻于乙右手腕上**，向下沿弧形路线引带沉压乙右手于右腹前，左手扶于乙右肘部。（图4-4-28，4-4-29）

甲将右手向乙面部伸插，乙以右手用劲承接甲之来劲

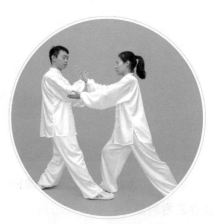

图4-4-28　折叠双推手

右掌心向上翻于乙
右手腕上，引带沉压乙
右手于右腹前

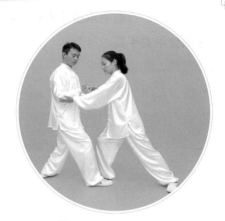

图 4-4-29　折叠双推手

4.甲将右手沿弧形路线上提并**向乙面部伸插**，重心稍前移，右腿屈膝成前弓步；乙随势重心稍后移，以右手用劲**承接**甲之来劲。（图4-4-30）

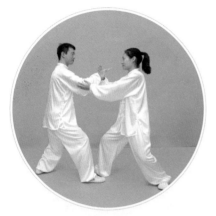

图 4-4-30　折叠双推手

合步四正手

1.预备姿势同平圆双推手起式。

2.掤劲：双方用**右臂相搭**做搭手式，皆含劲，同时左手掌扶于对方右肘部。（图4-4-31）

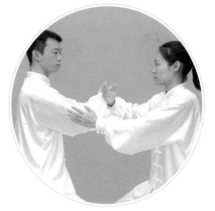

双方用右臂相搭，左手掌扶于对方右肘部

图 4-4-31　掤劲

3. 捋势；乙右手承接甲右手之劲，身体稍向右转，将右臂向右后引，右**手腕贴住甲右手腕**内旋翻转，用掌心贴附于甲右腕，左手扶于甲右肘，借甲右手之劲，重心稍后移，屈左腿坐胯，向右转腰，两手向右后引甲右臂；甲随乙捋势右腿屈膝成前弓步，重心稍向前移，身体微左转，右手脱开乙右肘部并扶于右臂内侧。（图4-4-32）

乙右手承接甲右手
之劲，右手腕贴住甲右
手腕内旋翻转

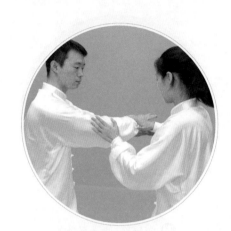

图 4-4-32　捋势

4. 挤势：甲顺乙捋势，身体稍向右转，以**右小臂平挤于乙胸部，左手贴在右侧肘部**，迫使乙两手挤于胸前，将乙捋势化解。（图4-4-33）

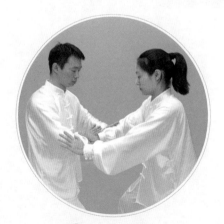

甲顺乙捋势，身体
稍向右转

图 4-4-33　挤势

5. 按势：乙顺甲之挤势，身体稍左转，**两手同时向前下推甲左小臂**，使甲挤劲落空。（图4-4-34）

乙两手同时向前下推甲左小臂，使甲挤劲落空

甲以劲承接乙之按势，扶于乙右肘，双方搭手成势

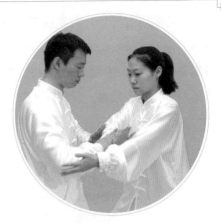

图 4-4-34　按势

6. **甲以劲承接乙之按势**，用右手背接乙之左手，以左肘接乙之右手，右手由下向右循出，扶于乙右肘；重心后移，右腿屈膝，身体微向左转；左臂接住乙按势向上沿弧形路线引伸，**双方搭手成势**，右手扶于对方左肘部。（图4-4-35）

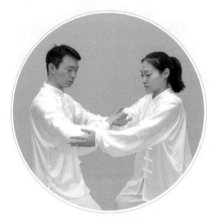

图 4-4-35　接手扶肘

7. 甲身体左转，左手内旋翻转**贴于乙左手腕**，右手扶乙左肘，向左后引乙左臂面捋势；乙顺甲之捋势，重心前移，右腿成前弓步，身体略右转，左手自然脱开甲左肘部，**扶于左前臂内侧**。（图4-4-36）

甲左手贴于乙左手腕，乙顺甲之捋势，左手扶于左前臂内侧

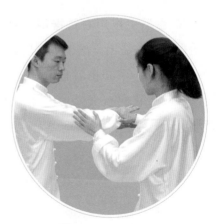

图 4-4-36　脱肘扶臂

8.乙顺甲之将势，右手扶于左臂内侧，身体左转，以左小臂平挤甲胸部形成挤势；甲顺乙之挤势，身体稍左转，重心后移。（图4-4-37）

乙右手扶于左臂内侧，以左小臂平挤甲胸部形成挤势，甲重心后移

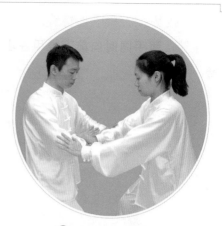

图 4-4-37　转体挤胸

9.甲重心前移，右腿屈膝成前弓步，两手向前下按乙右前臂形成按势。（图4-4-38）

甲两手向前下按乙右前臂形成按势

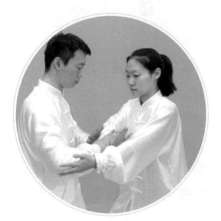

图 4-4-38　弓步成按

10.乙顺甲按用右臂接甲按劲，左手由下向左绕出，出于甲右肘部，身体略左转，重心稍后移，左腿屈膝，同时右臂向右上弧形引伸，双方形成搭手势。（图4-4-39）

乙右臂接甲按劲，双方形成搭手势

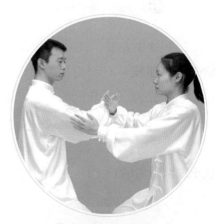

图 4-4-39　接按搭手

11. 乙身体继续右转，两手扶甲右臂成为捋势；甲则顺势变为**挤势**。（图4-4-40）

乙扶甲右臂成为捋势，甲成挤势

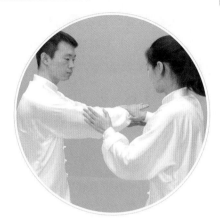

图4-4-40　扶臂变捋

以上推手基本动作练习，甲乙可互换动转方向，左右势可以交替进行。练习时要做到圆活连贯，上下相随，左右呼应，顺势走化，悉心体会捋、挤、按四种技法的劲力、劲路变化和动用的规律。

绕步缠臂采靠

1. 预备姿势同平圆双推手起式。
2. 甲右前臂内旋向上架乙之右臂，二人**两手腕交叉相搭**，双方左手皆下落并按于左侧方，同时甲乙**右脚上提**。（图4-4-41）

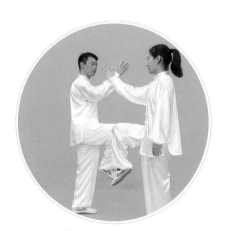

二人两手腕交叉相搭，右脚上提

图4-4-41　绕步缠臂

3.甲右前臂贴住乙前臂向左后、向下、向前绕缠乙右前臂于体侧，乙右前臂随甲臂而走；同时，甲乙右脚处摆向右前落步，上体微右转，左手均按于身体左侧，**目随视右臂**。（图4-4-42）

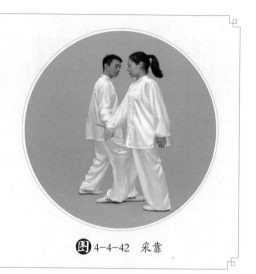

甲右前臂绕缠乙右前臂，乙右脚处摆向右前落步，目随视右臂

图4-4-42 采靠

注意事项

太极推手时必须立身中正，不偏不倚，虚领顶劲，气沉丹田，尾闾正中，裆劲满足，沉肩坠肘，含胸拔背，上下相随。脊柱要节节松沉又虚虚对准，腰部松沉直竖微微转动，不可软塌，不可摇摆，在身法的任何变化时都要保持中正，也就是平时所说的能八面支撑。气贴背力由脊发，主要在于腰。不能前俯后仰，左歪右斜。运动中要注意调节平衡的重心。以腰为发力的主要来源。

（张任　邱鹏）

第五章 器械推拿功法练习

本章所介绍的是器械功法练习，是指借助一定的训练器械，根据推拿操作的特点，训练推拿施术者在推拿操作中相关的肌肉的肌力，有目的地锻炼肌肉的一种方法。其不同于一般体育锻炼，属于一类专门的训练方法。

器械推拿功法练习，在加强与推拿有关的关节活动的柔韧性，提高推拿手法的持久力和渗透力，避免推拿施术者发生损伤等方面具有较大意义。

采用器械进行推拿功法练习，具有相关优点：一是有的放矢。在进行练习时，练习者可根据自身各自不同的情况，采用合理的器械；二是形式多样。器械是为了便于人体各部位锻炼而设计的，练习者可以根据自己的身体状况，选择不同的器械进行某一部位的专门训练，比起单一的跑步、爬山等项目更为直接有效；三是增加兴趣。练习最怕的是不能持之以恒，器械练习则不同，由于器械的多样性，可选择如家中、单位等不同的场地，环境好、气氛好，同时也便于练习者之间的交流，这样自然会使人增加兴趣。

一、器械练功的准备及整理活动

器械推拿功法练习前的准备活动和功法练习后的整理活动，对于器械练功来说是至关重要的，是器械推拿功法练习中不可或缺的组成部分。人体的运动需要全身各个部位多种功能的配合，才能有机的达到运动的目地，犹如机械是由许多零件组合运作而成一样。而在运动前，必须适当做一些热身运动，就如同机械要先热机一般。热身运动（Warm-up），又称准备运动，前者因生理反应而得名，后者则属一般性概念。热身运动，是某些全身活动的组合，在主要身体活动之前，以较轻的活动量，先行活动肢体，为随后更为强烈的身体活动做准备，目的在于提高随后激烈运动的效率；准备活动是让练习者在进行功法练习之前，调节全身肌肉进入运动兴奋状态，增强肌肉、韧带的顺应性，同时也提高机体对氧的利用率和神经系统的协调性，进而为正式功法练习做好充分的准备。

准备活动可以因地制宜，原则是要将全身各个关节活动开，同时充分拉伸全身各部分肌肉以及韧带，提高机体的灵活性和柔韧性。如可双腿开立，腰部前屈，以双手探触脚尖；双腿盘坐，以双手反复下压两膝；双手分别从上下绕至背后，双手指尖够触；双手撑墙，反复屈体下压等。准备活动量和强度不宜过大，一般控制在 10~15 分钟以内，以身体微微汗出或感到全身舒展活力为宜。准备活动的目的主要在于防止练习损伤和加速练习者进入训练状态，提高训练效率。因此在进行准备活动时，必须有针对性地活动开全身大、小关节，以促进关节周围的血液循环，增加关节的滑液分泌，使得关节更加灵活；并充分拉伸全身各部肌肉及韧带，增加肌肉血流量，提高韧带的韧性延展性，以防不必要的损伤。而准备活动做完以后，不宜休息过长，时间应控制在 5 分钟以内，以防因休息时间过长，而错过最好的预备状态。

整理活动与准备活动一样，同样为器械推拿功法练习中不可或缺的部分。事实上，器械练功对身体所引起的生理变化，并不是随练功的停止而同时消失的。在进行剧烈运动的同时，肌肉的活动常常是在缺氧的情况下进行的。这样，在运动后，内脏器官还得继续加强工作，以补偿运动时缺少的氧气。以中距离跑为例，氧的需要量超过平时的十五倍之多。如果不做整理运动而突然完全静止下来，那么，身体的静止姿势首先就妨碍了强烈地呼吸运动，影响氧的补充；同时也必然影响静脉血的回流，心脏血液的输出量因而减少，血压必然降低；由于重力的影响，血液不容易送到头部，甚至可能造成暂时性的脑贫血，产生一系列的不良感觉，如恶心、呕吐、心慌、面色苍白，甚至晕倒等。所以在完成机械功法训练后，适宜的整理运动能及时地消除机体因练习而产生的紧张和疲劳，促进体力恢复，以利于再次进行练习。

整理活动的常用方法：两臂交替做小幅度甩抖动作，双手握空拳叩击小腿两侧，其后快速抖动大腿肌肉；两腿交替做小幅度的抖踢动作；两脚开立，上体左右旋转；直立，提脚跟，然后全身突然松软下来，成屈膝下蹲，整理运动过后可深呼吸几次，使身体逐渐放松。整理活动的量不可过大，要逐渐减轻，尽量使肌肉放松，当自己觉得呼吸和心跳已较稳定，其他一些不适感觉消失为度。

二、器械练功的注意事项

（一）结合自身情况，制定合理训练方案

器械功法训练是通过一定的辅助器械进行身体有目的的功能训练，而根据练习者不同的个体差异，往往需要选择不同的器械，规定不同的训练强度，来达到训练目的而又不至于造成训练损伤。

由于训练器械的多种多样，故对于初期练习者应先选用一些操作简单、功能单一、身体负荷小容易掌控的器械入手较好；而当有一定的训练基础后可进而选用一些负荷大、训练效果明显的较高重量级别的训练器械。训练的时间和频次也是需要练习者根据训练目的、个体差异和训练情况灵活掌握的。一般来说练习者应呈梯度地增加练习的重量和频次，而增加过程中往往是重量和频次的交替增加，也就是说，于一定重量级别地练习一段时间后，练习次数会不断地稳步增加，而当练习次数增加已不能再提高练习效果时，则练习的重量也要上升一个级别。对于合适的重量，往往以练习者以正确的训练姿势能够勉强完成12次动作的重量为标准，如可轻松完成超过12次则证明所选的器械重量过轻，达不到最佳的训练效果；如果所用重量完成不到8次，则说明选取的器械重量超出耐受范围，容易造成训练损伤。而根据练习的目的，在练习的重量和频次上也会有一定的区别。如进行大肌群训练时每组应进行8~15次练习，而每个完整的练习当不少于6组；小肌群的训练每组应进行8~12次练习，每个完整的练习也当不少于6组。

因此，务必要根据自身情况合理的选择适合自己的器械，制定高效而又能避免损伤的训练方案。

（二）结合训练目的，选择科学的练功方法

采用科学的练功方法，是功法练习是否成功取得效果的前提和保证。在器械推拿功法训练中，由于每一块肌肉或每一组肌群的训练方法都不止一种，故而不同肌肉或肌群因其生理结构的不同会有其相应的、最佳的、针对性最强的训练动作和训练器材。因此，训练动作针对性强，训练方法和器械使用正确，才能发挥功法训练的最大效能。

练功方法是否科学，还对练习者是否熟识解剖知识相关。由于功法练习主要是对相关肌肉、肌群的练习，故练功者应掌握一定的解剖知识，这样，在练习中才能做到有的放矢。

比如，在进行三角肌功能锻炼时，由于三角肌的解剖结构具有前、中、后三组肌纤维，故在锻炼的时候，选择单纯的器械或单一的方法，难以达到该肌肉的协同锻炼，难免事倍功半。对背部肌群进行训练时，由于斜方肌与菱形肌在训练的动作角度均有所不同，故而，在器械及方法的选择上应各有侧重，才能达到协调的目的。又如在做股四头肌训练时，循原路线屈膝还原动作，应用股四头肌有意识地控制其回落的速度，这样在锻炼股四头肌的同时也锻炼了其拮抗肌的功能。

根据我们自身的情况，发现自身的薄弱环节，选择正确的训练动作和训练器械，着重训练，以弥补自身存在的不足，这是科学有效练功的必要条件。在此，需要指出的是，如练功时，出现身体不适等特殊情况，应注意及时、适当调整训练计划，或减量、改变训练部位，必要时可暂时停止训练，以防产生负效果，影响练功者的个人健康。

（三）结合生活规律，选择适当的练功时间

器械推拿功法练习，切忌急于求成，但也需要持之以恒。只有坚持进行功法训练，才能取得良好的训练效果，达到增强己身的目的。由于每个人的

生活规律和生理特点不尽相同，因此，根据每个人的习惯，在不影响正常的工作、学习和生活的前提下保证有效的练功时间是必要的。据研究表明，于饭后 1 小时至睡前 1 小时往往是练习的最佳时间。饭后 1 小时练习可避免因训练而致使血液过多分布于肢体肌肉，而胃肠供血相对不足引起的消化不良；而睡前如果进行大量的功法训练会造成大脑皮层和神经肌肉的兴奋，训练者无法正常入睡，影响休息质量。对工作或学习繁忙而没有完整时间进行练习的练习者，也可以利用零散时间进行单个动作的反复练习，在保证训练量的基础上将动作分时间交替进行练习，同样可以达到练功的效果。

（四）根据生理特点制定长期和阶段性计划

通过器械功法的练习，达到练习目的，是一个漫长的训练量的积累过程，而漫长的训练过程，通常也是枯燥乏味的，由此，极易导致练习者失去信心、产生怠惰心理，消极练习。而合理地制定目的明确的长期计划和阶段性训练计划，有助于祛除练习者的消极心态，树立积极的练习态度。比如，在投入练习之前，可先做个初步的大体规划。"万事开头难"，练习之初，可以暂不制定过于详细的功法练习计划。因为，在练习当中，很可能会因为各种意外情况，而做出增加或删减一些练习的选择。所以，练习计划随时都有可能面临调整。因此，可以先制定一个初步的长期计划，先规划一下时间，先着重进行较为适合练习者自身的一组或几组功法锻炼，然后再进行其他组别的功法锻炼。比如，可以先花一段时间，以着重练习自身力量相对薄弱的肌群、肌肉锻炼，然后再根据自己的练习情况，开始其他肌群、肌肉的练习。而在阶段性计划方面，可在练习的初期，采取制定一个以月为单位的阶段性计划，然后，再将这个计划细分成以周为单位的小计划。根据这个阶段性计划的目的，练习者给自己规定每个阶段应该完成的训练内容。当然，在训练的整个过程中，需要练习者尽可能地遵循这个计划进行功法练习，将完成的内容和没有完成的内容在计划书上详细标注出来，这样以便于检查自己的练习进度。当然，每次锻炼的时间不宜过长，也不宜过短，最好控制在 2 个小时以内。按照计划，每天每完成一组或多组的锻炼，就在自己设定的计划表上做一个标记，这样，练习者就可以直观地把握住自己的练习进度，也便于根据具体的练习情况，调整练习的计划。

三、练功器械种类

中华文明历来就很重视器械练功，如远在汉代，便有了关于举大刀、石担、石盘、石锁以及各种举法、掷法和接法的记载。从出土的汉帛画《导引图》中，可见到一类属于持械运动的图画。从晋代到清代，托举重物均被列为武考的项目。而在诸多文献记载中，器械作为推拿施术者早期锻炼方式的介绍，已有广泛记载。在科技高速进步的当下，器械种类日益繁多。而具有针对性练习的器械，可以在推拿功法练习中起到显著的作用。常用的有如划船器、拉力器、台阶器、健骑机等。在进行推拿功法练习之前，应对相关器械如传统或现代器械有一个初步的了解，才能做到锻炼时的有的放矢。

（一）传统器械

1. 石墩

由宽厚的石头做成，根据练功需要，可做成不同形状和重量的石墩，其锻炼方式与现代哑铃的锻炼方式颇为相似。

2. 坛子

选择坛口适合抓拿的坛子，可根据需要里面装入沙子或水，重量可应锻炼需求而自行掌握，当锻炼达到一定瓶颈时可改用较大一些的坛子。

3. 沙包

沙包可根据锻炼的不同需求，做成不同重量和不同的形状，而其锻炼方式较多，不受局限，多用于绑缚肢体，配合相应动作，达到锻炼机体的目的。

（二）现代器械

1. 哑铃

哑铃有固定重哑铃、可调式哑铃和土制哑铃等几种。前者多用铁浇铸而成，重量在 2~10kg 之间不等。可调式哑铃形似小杠铃，用硬塑或生铁制成，两端可以套装不同重量的铃片，卡箍用螺钉固定。土制哑铃是用旧钢管或木棍作为提把，在它的两端分别浇铸三合土而成。

2. 壶铃

壶铃其外形与民间练功的石锁相仿，是用生铁浇铸而成，在 1~15kg 之间不等。练习时根据锻炼者所需，挑选不同重量的壶铃。大些的壶铃浑然一体，也有小型壶铃，在铸造时，通过将壶把焊在壶铃身上而成。

3. 杠铃

杠铃两端安装上不同重量的铃片即为杠铃。其对训练胸部肌肉和上肢肌肉有独到的效果，功法练习时，可根据练功需要自行增减重量。

4. 拉力器

拉力器有弹簧拉力器和胶带拉力器两种。主要用来发达胸部、背部和臂部肌肉。弹簧拉力器多由 4 或 6 根弹簧组成，两端装有握柄（功法练习时，可根据自己的力量增减弹簧的数量）。胶带拉力器由橡胶制成。其两端有握手，中间连以胶带，根据胶带的松紧度来确定拉力的大小。此种拉力器可自制，常用废旧车内胎作代替品。

5. 划船器

划船器主要模拟划船动作设计而成，通过肩关节、肘关节和髋关节有节律地屈伸来使腰背部、腹部、腿部肌群得到锻炼，而且能让脊柱在屈伸的运动中，锻炼了各个关节，使各部肌肉的弹性和韧性得到一定的提高。

6. 台阶器

是模拟上下楼动作设计的练功器材，而台阶器由于设有减震缓冲装置，可以减轻对膝关节的冲击，从而降低对膝关节的损害，效果上较直接于楼梯上练习的效果更好。

7. 重锤拉力器

该器械由重量均等的配重片重叠而成，由绳索和定滑轮与杠杆相连。通过拉动绳索经定滑轮提起和放下重物来锻炼肌力。重锤拉力器主要用于进行对肩背部、和臂部肌群的锻炼。

8. 健骑机

该机械是通过双手拉动手杆同时双脚踩踏踏板的动作来锻炼上下肢及胸腹肌力量和协调性，而由于其具有低冲设计装置，在练习中可大大减少膝部、踝部和背部的劳损。

9. 夹胸器

该器械由座椅、两个活动臂杆、配重块、钢索组成。通过夹动活动臂杆，经过钢索带动配重块，是胸大肌的专用训练器械。

10. 肩部训练器

该器械是以滚动轴承、圆形转盘固定于主架横梁上的一种器械。其主要是通过练习者手臂伸直的情况下一手直握十字把手，然后行外展、内收及旋转运动，从而锻炼肩部及上臂力量。

11. 坐式肱二头肌训练器

该器械由座椅和"A"型海绵架组成，练习时练习者坐于座椅上，两臂靠于"A"型海绵外侧，两手分别持哑铃或壶铃，进行弯举至极限再缓慢恢复初始姿势。此器械主要用于肱二头肌的锻炼，较常规方法对肱二头肌的锻炼更加充分。

12. 卧推架

该器械由长凳两端的"Y"形支架组成，两"Y"形支架上放置杠铃，杠铃重量可根据具体情况调节，练习者仰卧于长凳上，双手正握杠铃进行推举，该器械主要针对胸部及臂部肌群进行锻炼。

13. 大腿屈伸练习器

该器械由海绵长凳、海绵轴架及配重片组成。在练习时练习者仰卧靠于长凳上，两腿通过绳索进行弯举动作拉动配重片，该器械主要针对股四头肌和股二头肌进行锻炼。

14. 蹬腿练习器

该器械由三脚架、长方形脚蹬板、靠垫、上下控把及配重片组成，练习时练习者仰卧靠于海绵靠垫上，两手扶持握柄，两膝屈于胸前，两脚向上蹬撑于脚踏板上。进而斜向上蹬踩脚踏板至双腿伸直，然后再缓慢恢复至起始姿势。此器械主要是对股四头肌进行针对性锻炼。

15. 举腿架

该机械由挂臂支架、靠背板和主体立柱组成，挂臂支架呈U形，两侧各一块海绵垫，两端上弯为握把。举腿架是锻炼腹部及臀部肌群的专用健身器，其基本练习方法是：练习者背靠于举腿架中间，两臂支撑在海绵垫上，两手握竖把，然后用力将两腿直腿上举至腹肌彻底收缩。如腹肌力量差，可先做屈膝举腿；若腹肌力量强，可在小腿上附加重物。举腿架还可用来做双臂屈伸、挂臂耸肩、悬垂举腿、屈体团身等动作。

16. 腰背肌训练器

该器械是专门锻炼腰部和下背部的健身器械，由方形管、主体架、凹形垫板及十字形海绵轴架组成。其基本练习方法是：俯卧于四形垫板上，以双手抱头，两脚抵于海绵横轴上，体深屈，以腰背肌的力量将上体抬起至极限，保持静止片到，再缓慢还原至起始状态。也可在上抬至水平位时做左、右转体动作。

17. 双拉训练器

该器械是由练习者两手各拉一条绳索，并通过主架上端的高位滑轮或下端的低位滑轮与配重片相连，通过采用滑轮提升重物的方法进行锻炼。通过各种体姿的双拉动作，来锻炼臂部、肩部和上背部肌群的基本练习方法。

高位滑轮：①背向器械，两脚前后开立，两臂屈肘于须后握绳索手柄。然后两臂不动，上体前向外拉引；②侧对器械，两脚开立，一手垂体侧，一手于胸前提手柄，然后斜向拉引至上臂与肩齐平；

低位滑轮：①面对器械站立，两手握手柄。拳心向上，上臂贴体侧。然后以肱二头肌屈肘关节弯小臂；②面对器械站立，两臂斜下伸握手柄，拳心朝下。然后向斜上方提拉至胸前，两肘略比肩高。

18. 坐蹬训练器

该器械由座椅、坐蹬滑道、脚蹬板及配重片组成。坐蹬训练器是通过腿部屈伸动作来增强腿部肌力的专用练功器。其基本练习方法是：端坐椅上，两手握椅侧扶手，两腿屈膝，两脚蹬住脚蹬板，然后用力前蹬至两腿伸直，再慢慢屈膝还原至起始状态，座椅可向前后调整，以保证舒适的练习姿势。

19. 握力器

该器械主要是利用弹簧的反作用力增强握力和前臂肌群的专门器械，结构一般是在铝制握手之间装有数根弹簧，小巧实用，操作方便，有独到之处。锻炼时，可根据自己的握力大小增减弹簧的数量。此外，还有用弹簧钢带弯成的 N 形握力器和用优质钢丝统制成状如钳子的 A 形握力器。

20. 坐推训练器

该器械由坐推凳、V 型把杆及配重片组成。坐推训练器是专门用来锻炼肩部、臂部和背部的练功器械，其基本练习方法是：面对器械，端坐凳上，两臂屈肘握推杆于胸前或颈后，拳心向前。然后垂直向上推起至两臂伸直，稍停，再缓慢屈臂还原。

第一节　指力器械练功法

清·钱汝明《秘传推拿妙诀·序》载："推拿一道，古曰按摩，上世治婴赤以指代针之法也"。推拿手法中，不乏指按、指掐、拿法等手法，其与针灸一样对术者的指力有一定的要求。能否达到操作有度，使效达病所，指力的作用尤为关键。而器械练功可以利用不同的器械和动作，全面地对手指的肌力进行锻炼，有效地增强指力，增强临床疗效。

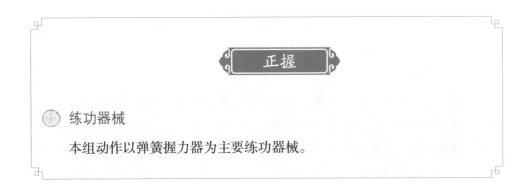

正握

◎ 练功器械

本组动作以弹簧握力器为主要练功器械。

🔹 练功方法

1. 基本动作

（1）中立位，两手各持一弹簧握力器，**掌心向内**；

（2）手指与掌跟**相对**缓慢用力，达到极限，再缓慢放开；

（3）重复上述动作，反复练习。（图 5-1-1）

屈腕时臂部和前臂尽量保持不动，以免发生代偿

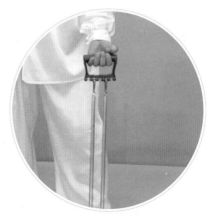

图 5-1-1　正握练习

2. 要领

（1）两手距离略宽于肩，屈腕时臂部和前臂尽量保持不动，以免发生代偿；

（2）练习 8~12 次为一组，每组间隔 3 分钟，连续做 2~3 组，隔天训练。

3. 作用

本组动作主要以训练屈指肌群为主。

第二节　腕力器械练功法

在摆动类手法中，多涉及腕关节的屈伸运动。而在手法的操作过程中，腕部虽不是手法发力的主要部位，但是通过对腕部肌力进行锻炼，增加其各部肌群和韧带的强度及韧性，防止因发力不当，导致手法操作失误，造成术者腕关节的损伤，有极其重要的意义。

身后弯举

练功器械

本组练功动作以杠铃为主要练功器械。

练功方法

1. 基本动作

（1）站立位，两脚呈"八字"开立，双手握持杠铃，放于背后，**拳心向后**；

（2）前臂**屈肌**群缓缓收缩，手腕**向上弯曲，达到极限**；

（3）缓慢放下，并还原；

（4）重复上述动作，并进行反复练习。（图 5-2-1）

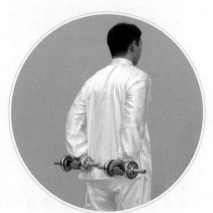

双手握持杠铃，放于
背后，拳心向后

图 5-2-1　身后弯举

2. 要领

（1）两手间距应略宽于肩，下落时动作需要保持缓慢平稳；

（2）练习时，以 8~12 次为一组，每组间隔 3 分钟左右，连续练习 2~3 组，隔天训练。

3. 作用

本组动作主要以训练桡侧腕屈肌及尺侧腕屈肌等屈腕肌群为主。

反握弯举

⊚ 练功器械

本组动作以杠铃为主要练功器械。

⊚ 练功方法

1. 基本动作

（1）坐于凳上，前臂置于大腿上，或两脚开立，双手握持杠铃，**拳心向后**；

（2）前臂**伸肌群**收缩，手腕向上**弯起至极限**；

（3）缓慢下放还原；

（4）重复上述动作，反复练习。（图5-2-2）

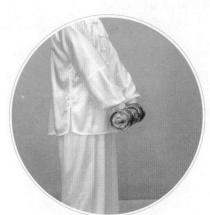

两脚开立，双手握
持杠铃，拳心向后

图 5-2-2　反握弯举

2. 要领

（1）前臂应保持在一个平面上，尽量保持不动；

（2）练习 8~12 次为一组，每组间隔 3 分钟，连续做 2~3 组，隔天训练。

3. 作用

本组动作主要以训练桡侧腕伸肌为主。

腕屈伸

◎ 练功器械

本组动作以拉力器为主要练功器械。

◎ 练功方法

1. 基本动作

（1）坐于凳上，前臂放于大腿上，两脚分别固定两拉力器下端，两手分别反提拉力器上端；

（2）保持前臂不动，两腕尽力屈曲至极限；

（3）维持腕屈曲 5~10 秒，慢速还原；

（4）重复上述动作，反复练习。（图 5-2-3）

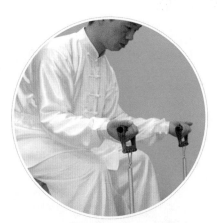

坐于凳上，两脚分别固定两拉力器下端，两手分别反提拉力器上端

图 5-2-3 腕屈伸

2. 要领

（1）前臂应置于大腿上方，肘屈曲 90°，屈腕时尽量保持前臂不动；

（2）练习 8~12 次为一组，每组间隔 3 分钟，连续做 2~3 组，隔天训练。

3. 作用

本组动作主要以训练前臂屈腕肌群为主。

屈腕卷棒

◎ 练功器械

本组动作以卷绳棒为主要练功器械。

◎ 练功方法

1. 基本动作

（1）双手**正握或反握**木棒两端置于胸前，木棒中间下端悬挂重物；

（2）凭借手腕**屈伸**之力将重物卷起；

（3）待重物被提起至极限，再向**反方向卷动**，使其缓慢下降于原来位置；

（4）重复上述动作，反复练习。（图5-2-4）

凭借手腕屈伸之力
将重物卷起

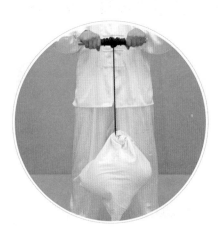

图 5-2-4 屈腕卷棒

2. 要领

（1）手腕背伸之力将重物卷起，双手应交替背伸；

（2）练习8~12次为一组，每组间隔3分钟，连续做2~3组，隔天训练。

3. 作用

反握卷绳棒着重于锻炼前臂屈肌群，正握卷绳棒着重于锻炼前臂伸肌群。

第三节　臂力器械练功法

手臂是较多重要手法的发力部位，例如滚法，即是由前臂的旋转带动腕部的屈伸而形成的手法；而揉法亦需要通过前臂的屈伸作为动力，带动腕部进行环形运动，方可完成。臂力的锻炼能有效地提高施术者治疗时手法的渗透力和持久力，且能够自如地收放、施用力度，从而在进行手法操作时达到均匀、柔和、渗透、持久的目的。

屈肌肌力器械练功法

双臂屈伸

◎ 练功器械

本组动作锻炼以哑铃为主要练功器械，亦可用壶铃代替。

◎ 练功方法

1. 基本动作

（1）起始姿势　两脚开立与肩同宽，两手握住哑铃器械。自然下垂，**拳心向前**；

（2）动作过程　双臂**交替**屈伸，屈时拳心由向前**改为向后**，再循原路还原，重复上述动作，反复练习。（图5-3-1）

屈时拳心由向前
改为向后

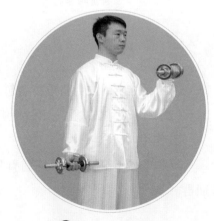

图 5-3-1　双臂屈伸

2. 要领

（1）身体保持正直，尽量避免晃动，以发生代偿；

（2）练习 8~12 次为一组，每组间隔 3 分钟，连续做 2~3 组，隔天训练。

3. 作用

本组动作主要以训练肱二头肌和前臂屈肌群为主。

俯立弯举

◉ 练功器械

本组动作以杠铃为主要锻炼器械。

◉ 练功方法

1. 基本动作

（1）起始姿势　两脚开立与肩同宽，两腿微屈，**上身前屈**，双手握持杠铃或哑铃。**扛垂于腿前，拳心向上**；

（2）动作过程　两臂共同用力屈曲，再缓慢还原，重复上述动作，反复练习。（图 5-3-2）

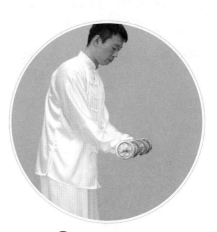

两腿微屈，上身前屈，双手握持杠铃或哑铃。垂于腿前，拳心向上

图 5-3-2　俯立弯举

2. 要领

（1）在屈伸过程中，上臂应始终垂直于地面，不得前后晃动；

（2）练习 8~12 次为一组，每组间隔 3 分钟，连续做 2~3 组，隔天训练。

3. 作用

本组动作主要以训练肱二头肌和前臂屈肌群以及三角肌为主。

俯坐弯举

◎ 练功器械

本组动作锻炼以哑铃为主要练功器械。

◎ 练功方法

1. 基本动作

（1）起始姿势　坐于凳上，两腿分开，一手握持哑铃。上身稍前屈，持哑铃手臂肘关节置于同侧大腿上；

（2）动作过程　以肘关节为轴，上臂固定，拳心转为正前方，再以肱二头肌的力量使前臂屈曲到极限，再缓慢还原，重复上述动作，反复练习。（图 5-3-3）

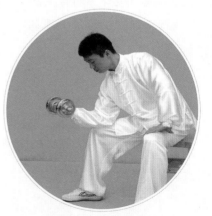

上身稍前屈，持哑铃手臂肘关节置于同侧大腿上

图 5-3-3　俯坐弯举

2. 要领

（1）在动作过程中，上臂尽量保持不动；

（2）练习 8~12 次为一组，每组间隔 3 分钟，连续做 2~3 组，隔天训练。

3. 作用

本组动作主要以训练肱二头肌为主。

仰卧弯举

◉ 练功器械

本组动作以胶皮带为主要锻炼器械。

◉ 练功方法

1. 基本动作

（1）起始姿势　仰卧于长凳上，两臂向上伸并直垂直于地面，两手握住胶皮带手柄，两肘向内夹紧；

（2）动作过程　以肱二头肌收缩力将手柄拉至头前，维持 5~10 秒，缓慢还原，对抗胶皮带的反弹力，重复上述动作，反复练习。（图 5-3-4）

臂向上伸并垂直于地面，两手握住胶皮带手柄，两肘向内夹紧

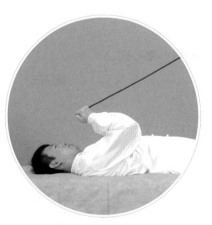

图 5-3-4　仰卧弯举

2. 要领

（1）肱二头肌收缩屈伸时，上臂尽量保持不动；

（2）练习 8~12 次为一组，每组间隔 3 分钟，连续做 2~3 组，隔天训练。

3. 作用

本组动作主要以训练肱二头肌和前臂屈肌群为主。

伸肌肌力器械练功法

颈后屈伸

◎ 练功器械

本组动作锻炼以哑铃为主要练功器械。

◎ 练功方法

1. 基本动作

（1）起始姿势　两脚开立与肩同宽或坐于凳上，两手握持哑铃。于颈后，**拳心向上**；

（2）动作过程　**上臂不动**，前臂上举伸直，维持 5~10 秒，再循原路还原，重复上述动作，反复练习。（图 5-3-5）

两手握持哑铃。于颈后，拳心向上

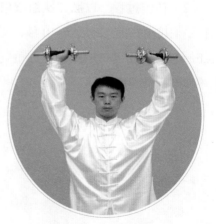

图 5-3-5　颈后屈伸

2. 要领

（1）身体尽量控制避免前后晃动，上臂尽量保持不动；

（2）练习 8~12 次为一组，每组间隔 3 分钟，连续做 2~3 组，隔天训练。

3. 作用

本组动作主要以训练三角肌和肱三头肌为主。

霸王举鼎

◉ 练功器械

本组动作锻炼以哑铃为主要练功器械。

◉ 练功方法

1. 基本动作

（1）起始姿势　两脚开立与肩同宽，**右臂屈肘**握持哑铃，置于肩旁，左手置于腹前。

（2）动作过程　右臂**向上推举**，然后平稳落下，呈起始姿势，左右交替，重复上述动作，反复练习。（图 5-3-6）

两脚开立与肩同宽，右臂屈肘握持哑铃，置于肩旁，左手置于腹前

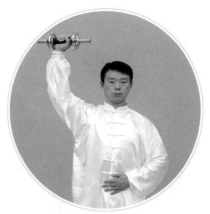

🉠 5-3-6　霸王举鼎

2. 要领

（1）上举过程中抓牢哑铃，并注意动作连贯性；

（2）练习 8~12 次为一组，每组间隔 3 分钟，连续做 2~3 组，隔天训练。

3. 作用

本组动作主要以训练肱三头肌和三角肌为主。

水平屈伸

⊛ 练功器械

本组动作以拉力器为主要锻炼器械。

⊛ 练功方法

1. 基本动作

（1）起始姿势　中立位，两手握持拉力器并置于颈后。

（2）动作过程　两臂同时向外伸展，身之后维持 5~10 秒，再缓慢还原，重复上述动作，反复练习。（图 5-3-7）

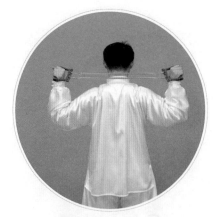

两手握持拉力器并
至于颈后，两臂同时向
外伸展

图 5-3-7　水平屈伸

2. 要领

（1）保持身体稳定，动作匀速缓慢；

（2）练习 8~12 次为一组，每组间隔 3 分钟，连续做 2~3 组，隔天训练。

3. 作用

本组动作主要以训练肱三头肌和三角肌为主。

外展肌力器械练功法

前上举

◎ 练功器械

本组动作锻炼以哑铃为主要练功器械。

◎ 练功方法

1. 基本动作

（1）起始姿势　身体直立或坐于凳上，两臂**自然下垂并握持哑铃**；

（2）动作过程　左臂向前**平举**，继而**抬举**，使哑铃置于**头顶上方**，再缓慢还原，两手交替练习。（图 5-3-8）

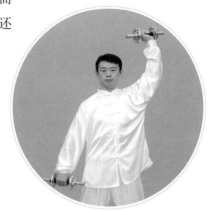

左臂向前平举，继而抬举，使哑铃置于头顶上方，再缓慢还原

图 5-3-8　前上举

2. 要领

（1）保持身体稳定，动作匀速缓慢；

（2）练习 8~12 次为一组，每组间隔 3 分钟，连续做 2~3 组，隔天训练。

3. 作用

本组动作主要以训练三角肌前部肌束为主。

侧平举

◉ 练功器械

本组动作锻炼以哑铃为主要练功器械。

◉ 练功方法

1. 基本动作

（1）起始姿势　身体直立或坐于凳上，两臂下垂握持哑铃；

（2）动作过程　两手臂侧**平举**，继而抬高手臂，使哑铃**高于肩部**，再缓慢还原，重复上述动作，反复练习。（图 5-3-9）

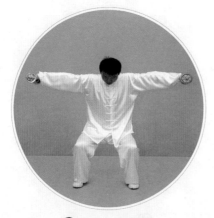

两手臂侧平举，继而抬高手臂，使哑铃高于肩部，再缓慢还原

图 5-3-9　侧平举

2. 要领

（1）当双臂向两侧上方提举哑铃时，两肘关节微屈，前臂与上臂应呈100°~120°，向前倾的双臂与躯体成10°~15°，并要始终维持此角度，以保证肩带肌群的集中收缩；

（2）练习8~12次为一组，每组间隔3分钟，连续做2~3组，隔天训练。

3. 作用

本组动作主要以训练三角肌中部肌束为主。

屈肘开合

◎ 练功器械

本组动作锻炼以哑铃为主要练功器械。

◎ 练功方法

1. 基本动作

（1）起始姿势　两手分别握持哑铃。提举于**两肩外上方，拳心相对**；

（2）动作过程　保持肩关节和肘关节成**直角**的前提下，两臂向**侧后方**摆动，**拳心向前**，再缓慢还原，重复上述动作，反复练习。（5-3-10）

两臂向侧后方摆动，拳心向前，再缓慢还原

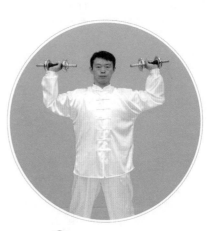

图5-3-10　屈肘开合

2. 要领

（1）两臂向侧后方摆动，拳心向前，举至与头平齐即可；

（2）练习 8~12 次为一组，每组间隔 3 分钟，连续做 2~3 组，隔天训练。

3. 作用

本组动作主要以训练三角肌前部和中部肌束为主。

侧摆拉弓

◉ 练功器械

本组动作锻炼以哑铃为主要练功器械。

◉ 练功方法

1. 基本动作

（1）起始姿势　两脚开立与肩同宽，两手握持哑铃于体侧；

（2）动作过程　两臂同时上举，右臂**屈肘**于胸前，左臂**侧平举**，呈**拉弓状**，再缓慢还原，左右交替重复上述动作，反复练习。（图 5-3-11）

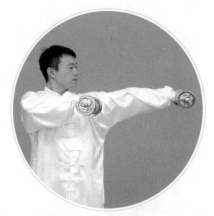

两臂同时上举，右臂屈
肘于胸前，左臂侧平举，呈
拉弓状，再缓慢还原

图 5-3-11　侧腰拉弓

2. 要领

（1）拳心始终保持向下，动作连续和缓；

（2）练习 8~12 次为一组，每组间隔 3 分钟，连续做 2~3 组，隔天训练。

3. 作用

本组动作主要以训练三角肌为主。

单臂飞鸟

◎ 练功器械

本组动作锻炼以拉力器为主要练功器械。

◎ 练功方法

1. 基本动作

（1）起始姿势　双脚开立与肩同宽，右手握持拉力器把手，用力拉拉力器一侧；

（2）动作过程　右臂保持伸直并**外展至 90°**，再缓慢还原，左右交替重复上述动作，反复练习。（图 5-3-12）

右臂保持伸直并外展至 90°，再缓慢还原

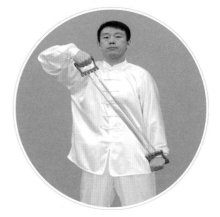

图 5-3-12　单臂飞鸟

2. 要领

（1）保持身体平稳，手臂伸直；

（2）练习 8~12 次为一组，每组间隔 3 分钟，连续做 2~3 组，隔天训练。

3. 作用

本组动作主要以训练三角肌前、中、后部肌束为主。

第四节　背部力量器械练功法

背部肌群在推拿手法操作中主要起到协同的作用，尤其在颈胸段小关节整复的一些手法操作中，不仅参与手法的发力过程，还在一定程度上保持了手法操作的稳定性，避免了在小关节整复过程中，因操作者手法失稳，从而造成不必要的医源性损伤。

站立耸肩

◉ 练功器械

本组动作锻炼以哑铃为主要练功器械。

◉ 练功方法

1. 基本动作

（1）两脚开立与肩同宽，两手握持哑铃于体侧，两肩自然下垂；

（2）两肩同时**耸肩**至最大限度，然后两肩**缓慢下落**至起始姿势；

（3）重复上述动作，反复练习。

（图 5-4-1）

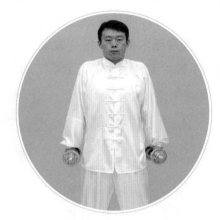

两肩同时耸肩至最大
限度，然后两肩缓慢下落
至起始姿势

图 5-4-1　站立耸肩

2. 要领

（1）两手臂始终保持伸直，手腕微屈，肘部旋后；

（2）练习 8~12 次为一组，每组间隔 3 分钟，连续做 3~5 组，每周 3 次。

3. 作用

本组动作主要以训练斜方肌和冈上肌为主。

直身飞鸟

◉ 练功器械

本组动作锻炼以哑铃为主要练功器械。

◉ 练功方法

1. 基本动作

（1）两脚开立与肩同宽，两手握持哑铃于体侧，两肩自然下垂；

（2）背部肌肉收缩，使上肢**外展至水平位**，保持拳心向下，维持 5~10 秒，然后缓慢下落至起始姿势；

（3）重复上述动作，反复练习。（图 5-4-2）

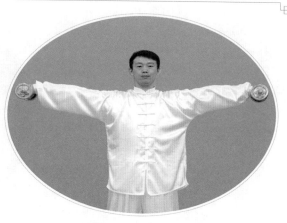

背部肌肉收缩，使上肢外展至水平位，保持拳心向下

图 5-4-2　直身飞鸟

2.要领

（1）保持身体稳定，外展时吸气，下落时呼气，保持两手臂始终伸直；

（2）练习 8~12 次为一组，每组间隔 3 分钟，连续做 3~5 组，每周 3 次。

3.作用

本组动作主要以训练背阔肌、斜方肌、冈上肌、大圆肌、三角肌为主。

引体向上

◉ 练功器械

本组动作锻炼以单杠为主要练功器械。

◉ 练功方法

1.基本动作

（1）悬垂**反手**握住单杠，两手距离与肩同宽，两脚悬空，腰以下放松；

（2）两腿**并拢**，膝关节屈曲，肘关节**屈曲使身体上提**，至横杠到胸，维持 3~5 秒，缓慢落至起始动作，但仍保持双腿并拢，膝关节屈曲；

（3）重复上述动作，反复练习。

（图 5-4-3）

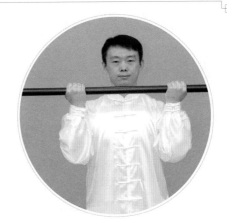

两腿并拢，膝关节屈曲，肘关节屈曲使身体上提，至横杠到胸

图 5-4-3　引体向上

2. 要领

（1）上提时保持身体稳定，避免摆动，动作应匀速缓慢；

（2）练习 10~15 次为一组，每组间隔 3 分钟，连续做 5~10 组，每周 3 次。

3. 作用

本组动作主要以训练背阔肌、肱二头肌为主。

直臂扩胸

◎ 练功器械

本组动作锻炼以哑铃为主要练功器械。

◎ 练功方法

1. 基本动作

（1）双手握持哑铃器械，两臂向前平举，拳心相对；

（2）双臂水平展开，做扩胸运动，再缓慢收回至起始姿势；

（3）重复上述动作，反复练习。
（图5-4-4）

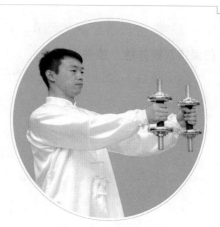

双手握持哑铃
器械，两臂向前平
举，拳心相对

图 5-4-4　直臂扩胸

2. 要领

（1）身体保持稳定，不随扩胸运动而产生晃动，扩胸时进行吸气，复原时进行呼气，动作应匀速缓慢；

（2）练习10~15次为一组，每组间隔3分钟，连续做5~10组，每天1次。

3. 作用

本组动作主要以训练斜方肌、冈上肌、冈下肌、大圆肌、小圆肌为主。

负重体屈伸

◎ 练功器械

本组动作锻炼以铁饼为主要练功器械。

◎ 练功方法

1. 基本动作

（1）俯卧位于长凳或硬板床上，双脚有他人帮忙固定；

（2）双手扶持固定铁饼于背部，**背部发力**，进行身体前屈和后伸的运动练习，并于前屈或后伸状态维持 3~5 秒；

（3）重复上述动作，反复练习。（图 5-4-5）

双手扶持固定铁饼于背部，背部发力，进行身体前屈和后伸的运动练习

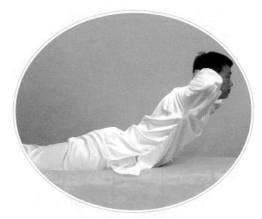

图 5-4-5　负重体屈伸

2. 要领

（1）后伸时背肌收紧，身体尽量**反弓**到最大限度；

（2）练习 10~15 次为一组，每组间隔 5 分钟，连续做 3 组，隔天练习 1 次。

3. 作用

本组动作主要以训练腰背肌群及竖脊肌为主。

第五节　胸部力量器械练功法

胸部肌群与背部肌群一样，在推拿手法操作中主要起到协同作用，尤其在颈胸段小关节整复的一些手法操作中不仅参与手法的发力缓解，还在一定程度上保持了手法的稳定性，避免了在小关节整复过程中因手法失稳而造成的不必要损伤。

直臂开拉

◉ 练功器械

本组动作锻炼以拉力器为主要练功器械。

◉ 练功方法

1. 基本动作

（1）两脚开立与肩同宽，挺胸抬头、收腹，紧腰；

（2）两臂伸直**平举，拳心相对**，分别握住拉力器两端把手，两臂向外**水平扩展**至与体侧平行，停留 3~5 秒，再缓慢收回；

（3）重复上述动作，反复练习。（图 5-5-1）

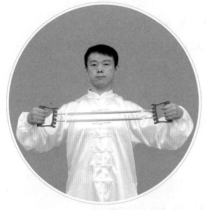

两臂伸直平举，拳心相对，分别握住拉力器两端把手，两臂向外水平扩展至与体侧平行

图 5-5-1　直臂开拉（过程中）

2. 要领

（1）动作缓慢协调保持手臂伸直，保持身体稳定，不发生代偿；

（2）练习 10 次为一组，每组间隔 1~2 分钟，连续做 5~8 组，隔天练习 1 次。

3. 作用

本组动作主要以训练斜方肌、胸大肌、三角肌为主。

弓身飞鸟

⊕ 练功器械

本组动作锻炼以哑铃为主要练功器械。

⊕ 练功方法

1.基本动作

（1）两脚开立与肩同宽，上身前屈至身体与地面水平，两手分别握持哑铃，手臂伸直，拳心相对自然下垂于体前。挺胸抬头、收腹，紧腰；（图5-5-2a）

（2）以肘关节带动上臂，进行扩胸运动，于最大限度停留3~5秒，再缓慢恢复至起始动作；（图5-5-2b）

上身前屈至身体与地面水平，两手分别握持哑铃，手臂伸直，拳心相对自然下垂于体前

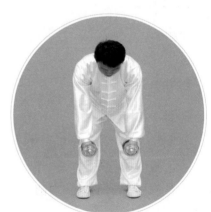

图 5-5-2a　躬身飞鸟

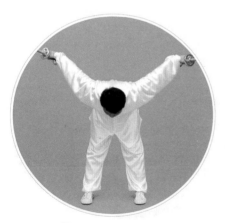

图 5-5-2b　躬身飞鸟

以肘关节带动上臂，进行扩胸运动，于最大限度停留3~5秒，再缓慢恢复至起始动作

（3）重复上述动作，反复练习。

2. 要领

（1）扩胸时吸气，恢复时呼气，保持上身稳定，以免发生代偿；

（2）练习 10 次为一组，每组间隔 1~2 分钟，连续做 3~5 组，每天练习 1 次。

3. 作用

本组动作主要以训练斜方肌、胸大肌、大圆肌、三角肌后部为主。

卧式两臂上拉

◎ 练功器械

本组动作以杠铃为主要锻炼器械。

◎ 练功方法

1. 基本动作

（1）仰卧于长凳上，双手握持杠铃，距离与肩同宽；

（2）两臂保持**平直**，同时**前伸**，使杠铃达到最低，**胸部肌肉被充分拉伸**，保持 1~3 秒，再缓慢收回至初始姿势；

（3）重复上述动作，反复练习。（图 5-5-3）

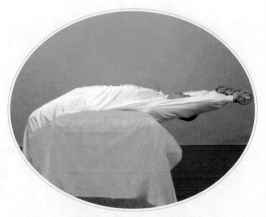

两臂保持平直，同时前伸，使杠铃达到最低，胸部肌肉被充分拉伸

图 5-5-3　卧式两臂上拉

2. 要领

（1）双臂前伸时吸气，恢复时呼气；

（2）练习 5~10 次为一组，每组间隔 3 分钟，连续做 3~5 组，每天练习 1 次。

3. 作用

本组训练主要以胸大肌上部、肩带肌训练为主。

卧推杠铃

◎ 练功器械

本组动作以杠铃为主要锻炼器械。

◎ 练功方法

1. 基本动作

（1）仰卧于卧推凳上，双手握持杠铃，距离**与肩同宽**，将杠铃自头部拿至胸部，双手用力控制好杠铃，**缓慢将横杠移至膻中穴水平**；

（2）用力将杠铃向上推至两臂平直，再屈肘收力，**缓慢收回**至初始姿势；

（3）重复上述动作，反复练习。

2. 要领

（1）双臂前伸时吸气，恢复时呼气；

（2）练习 15~30 次为一组，每组间隔 3 分钟，连续做 3 组，每天练习 1 次。

3. 作用

主要训练胸大肌、三角肌前束、前锯肌和肱三头肌。本势可采用宽握、中握、窄握三种不同姿势进行锻炼。宽握对胸大肌锻炼效果比较显著，中握对胸大肌、三角肌、前锯肌和肱三头肌均有良好锻炼效果，而窄握对肱三头肌的锻炼效果较为明显。

内屈弹力棒

◎ 练功器械

本组动作以弹簧弹力棒为主要锻炼器械。

◎ 练功方法

1. 基本动作

（1）练习者两脚开立，**双手握持弹力棒两端**，使弹力棒位于**胸部以下，腹部以上**；

（2）两臂同时发力**内收**，肩胛骨**后缩**，使弹力棒弯曲至最大限度，然后双臂有控制地进行收力，使弹力棒还原至初始状态；

（3）重复上述动作，反复练习。

2. 要领

（1）双臂内收时吸气，恢复时呼气；

（2）练习20~30次为一组，每组间隔3分钟，连续做3~5组，每天练习1次。

3. 作用

本组训练主要以训练胸大肌、三角肌前束、前锯肌和肱三头肌为主。本势可采用宽握、中握、窄握三种不同姿势进行锻炼。宽握对胸大肌锻炼效果比较显著，中握对胸大肌、三角肌、前锯肌和肱三头肌均有良好锻炼效果，而窄握对肱三头肌的锻炼效果较为明显。

第六节　腹部力量器械练功法

在推拿治疗中，背法对施术者的要求极高，其操作过程中，要求腹部肌群发挥关键的作用。腹部肌群不仅是背法操作的动力肌群，同时腹部力量的加强可以让施术者更好地控制手法的细节动作，而不至于因力度掌握欠缺，导致疗效不显，甚则对施术者产生不必要的损失。

单杠支腿上举

◉ 练功器械

本组动作以单杠为主要锻炼器械。

◉ 练功方法

1. 基本动作

（1）两手正握单杠，身体自然伸直，悬垂于杠下；

（2）收缩腹部，两腿保持**伸直**，并尽量抬举至极限，保持3~5秒再缓慢恢复至起始姿势；

（3）重复上述动作，反复练习。(图5-6-1）

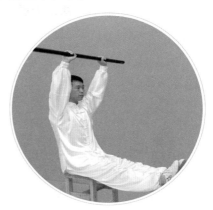

　　两手正握单杠，身体自然伸直，悬垂于杠下，收缩腹部，两腿保持伸直，并尽量抬举至极限

图 5-6-1　单杠直腿上举

165

2. 要领

（1）下肢向上抬举时吸气，落下时呼气，整个过程中保持两腿伸直，恢复时呼气；

（2）练习 10~15 次为一组，每组间隔 3 分钟，连续做 3~5 组，每天练习 1 次。

3. 作用

本组动作主要以训练腹直肌为主。

负重仰卧起坐

🏵 练功器械

本组动作以沙袋为主要锻炼器械。

🏵 练功方法

1. 基本动作

（1）仰卧，曲臂将沙袋固定于胸前；

（2）屈膝约 60°，以**腹部力量**进行仰卧起坐，再缓慢还原至起始姿势；

（3）重复上述动作，反复练习。

（图 5-6-2）

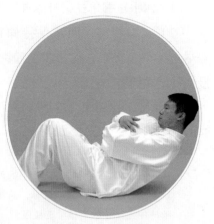

以腹部力量进行仰卧起坐，再缓慢还原至起始姿势

图 5-6-2　负重仰卧起坐

2. 要领

（1）起坐时吸气，落下时呼气，上体与双腿同时起落，双臂固定住沙袋；

（2）练习 10~15 次为一组，每组间隔 3 分钟，连续做 3~5 组，每周练习3 次。

3. 作用

本组动作主要以训练整个腹部肌群为主。

负重体旋转

◎ 练功器械

本组动作以杠铃为主要锻炼器械。

◎ 练功方法

1. 基本动作

（1）两脚开立与肩同宽，双手握持杠铃固定于**颈后肩部**；

（2）下身保持不动，上身缓缓向**左转**体至极限，维持 3~5 秒，再缓慢恢复至起始姿势；

（3）左右交替重复上述动作，反复练习。（图 5-6-3）

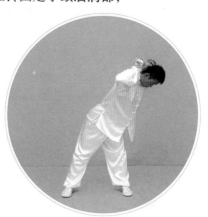

下身保持不动，上身
缓缓向左转体至极限

图 5-6-3　负重体旋转

2.要领

（1）注意控制转体速度，以免因旋转时离心力造成腰部扭伤；

（2）练习 10~15 次为一组，每组间隔 3 分钟，连续做 3~5 组，隔天练习 1 次。

3.作用

本组动作主要以训练腹内斜肌和腹外斜肌为主。

第七节　腿部力量器械练功法

在进行拔伸类手法的操作时，下肢是牵引手法的发力部位。而无论是颈椎的拔伸牵引、亦或是腰部的牵引，都非常依赖于腿部的力量而完成。因此，腿部力量的锻炼是保证牵引手法完成的先决条件，腿部力量的加强也可保证牵引过程的手法的稳定性，以免在牵引过程中因手法不稳而造成损伤。

负重提踵

◎ 练功器械

本组动作以沙袋为主要锻炼器械。

◎ 练功方法

1.基本动作

（1）将沙袋置于小腿部，左独立步；

（2）缓慢上提足跟至极限，维持 3 秒，再缓慢下落恢复至起始状态；

（3）重复上述动作，反复练习。
（图 5-7-1）

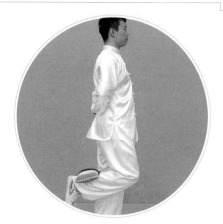

将沙袋置于小腿部，
左独立步；缓慢上提足跟
至极限

图 5-7-1　负重提踵

2. 要领

（1）提踵时吸气，落下时呼气，注意保持身体中心，以防晃动造成足踝部扭伤；

（2）练习 10~15 次为一组，每组间隔 3 分钟，连续做 3~5 组，每日练习1 次。

3. 作用

本组动作主要以训练腓肠肌、股三头肌和跖屈肌群为主。

负重蹲跳

◎ 练功器械

本组动作以杠铃为主要锻炼器械。

◎ 练功方法

1. 基本动作

（1）将杠铃置于**颈后肩上**，两脚开立与肩同宽，**平视前下方**，负重下蹲；

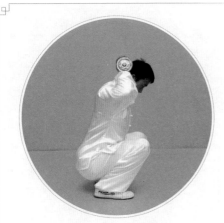

（2）做蹲跳运动；

（3）重复上述动作，反复练习。（图5-7-2）

将杠铃置于颈后肩上
做蹲跳运动

图 5-7-2　负重蹲跳

2. 要领

（1）蹲跳时保持腰部伸直，身体略向前倾，下蹲时，两膝不要向前，应向外分开，以免损伤膝部；

（2）练习5~8次为一组，每组间隔5分钟，连续做3~5组，每周练习3次。

3. 作用

本组动作主要以训练腓肠肌、胫前肌、股四头肌为主。

第八节　沙袋器械练功法

沙袋练功，是一种简便而又实用的锻炼方法，可根据不同的功法锻炼目的，制作成不同重量、不同形状的沙袋。沙袋的重量、锻炼方法和锻炼强度等方面，可因人而异，应以适量、适度为原则，不可图功冒进，造成机体损伤。在进行沙袋功法练习时，以不出现机体疲劳为度。如已经出现了肢体疼痛、酸重等症状时，应及时终止练习，必要时就医诊断。而进行沙袋功法训练时，宜进行特定的功能动作练习，可于走路、跑步、跳跃，仰卧起坐等较单一功能动作时绑缚沙袋进行功能锻炼为佳，当进行激烈的对抗性运动时，如进行足球、篮球、网球等运动时则不宜绑缚沙袋，否则极易对肌肉、韧带甚至骨骼形成超负荷刺激，造成疲劳性损伤。

指抓沙袋

◉ 练功器械

本组练功动作以沙袋为主要练功器械。

◉ 练功方法

1. 基本动作

（1）双脚开立，略宽于肩，**双膝微屈**，身体前倾，一手抓 5kg 沙袋；

（2）手五指松开，沙袋自然下落，锻炼者迅速用五指抓住下落沙袋上提，然后松开五指，重复上述动作；

（3）左右交换重复练习；

（3）功法练习者也可以马步开立，身体保持正立，**双手五指同时抓住沙球**，静止保持不动，保持此姿势 3~5 分钟。（图 5-8-1）

手五指松开，沙袋自然下落，锻炼者迅速用五指抓住下落沙袋上提

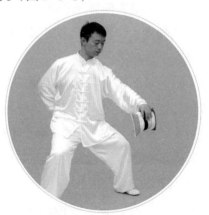

图 5-8-1　指抓沙袋

2. 要领

（1）五指松开、迅速抓住下落沙袋或沙球、迅速上提是一个完整动作，整个动作要连贯、自然，一气呵成，动作周期与周期之间要有节奏感，速度均匀，自然呼吸，不可屏气；

（2）练习 10~20 次为一组，每组间隔 5 分钟，连续做 3~5 组，每天练习 1~2 次。

3. 作用

本组动作主要以训练手指力量为主。

俯卧直腿上抬

◎ 练功器械

本组练功动作以沙袋为主要练功器械。

◎ 练功方法

1. 基本动作

（1）练习者俯卧于长条凳上，下肢自然伸直，沙袋置于小腿部，双手扶凳以稳定身体；

（2）双下肢交替用力后伸，直到极限，还原，重复上述动作；练习者也可先一只脚上抬至极限，静止不动，保持此姿势 3~5 分钟，然后左右交替锻炼。（图 5-8-2）

双下肢交替用力后伸，直到极限

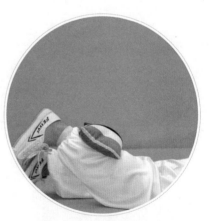

图 5-8-2　俯卧直腿上抬

2. 要领

（1）抬脚时吸气，还原时呼气。腹部尽量贴紧板凳以防代偿，动作宜均匀缓慢；

（2）每次单侧肢体练习 30~50 次为一组，每组间隔 5 分钟，连续做 3~5 组，每天练习 1 次。

3. 作用

本组动作主要以训练股二头肌为主。

深蹲弹跳

◎ 练功器械

本组练功动作以沙袋为主要练功器械。

◎ 练功方法

1. 基本动作

（1）平步开立，双脚与肩同宽，双手抓住沙袋**深蹲至极限**，进行练功准备；（图 5-8-3a）

（2）身体爆发性垂直向上弹起身，**伸膝、展体、屈足**，下落时，随势深蹲，完成一次蹲跳；重复上述动作。（图 5-8-3b）

2. 要领

（1）身体上抬时吸气，还原时呼气；动作应连续流畅，练习过程中保持屈体手臂伸直，落地时应足尖先着地；

（2）每次 30~50 次为一组，每组间隔 5 分钟，连续做 3~5 组，每天练习 1 次。

3. 作用

本组动作主要以训练小腿三头肌、屈足肌群和股四头肌为主。

平步开立，双脚与肩同宽，双手抓住沙袋深蹲至极限

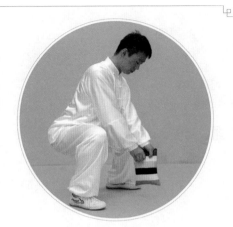

图 5-8-3a　深蹲弹跳

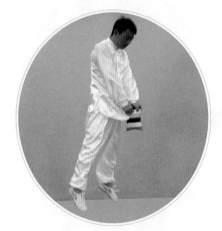

图 5-8-3b　深蹲弹跳

身休爆发性垂直向上弹起身，伸膝、展体、屈足，下落时，随势深蹲

负重转肩

练功器械

本组练功动作以沙袋为主要练功器械。

练功方法

1. 基本动作

（1）以左肩为例。中立位，左手半握拳，屈肘，上臂部绑住固定重约

5~10kg 的沙袋，右手叉腰；右脚向右前方斜跨一大步，成右弓步；右脚脚尖内扣，左脚脚后跟蹬地，身体保持正直；

（2）肩部发力，使肩关节先做顺时针后做逆时针方向旋转，收右弓步成站立位，换左脚向左前方斜跨一大步，成左弓步，重复上述动作，左右交替锻炼。

2. 要领

（1）在斜跨成弓步之前，先进行调息，锻炼时不可屏气，肩关节旋转宜缓慢连续，动作幅度不宜过大；

（2）左右肩各顺、逆时针方向旋转 30~50 次为一组，每组间隔 5 分钟，连续做 3 组，每天练习 1 次。

3. 作用

本组动作主要以训练肱二头肌、肱三头肌、三角肌、胸大肌和背阔肌等为主，坚持锻炼对发展肩部力量十分有益。

（孙鹏　张海蛟）

第 六 章

推拿医疗气功练习

　　推拿医疗气功是推拿医生在长期临床中摸索出的多种气功锻炼方法，长期锻炼，不仅能辅助提高推拿疗效，对推拿医生也有一定的保健功能。推拿医疗气功是调身、调息、调心三调合一的身心锻炼技能。调身是调整姿势和动作，调息是调整气息和呼吸的形式，调心是调整思维和情绪，这"三调"包含了一个人身体自我调节的全部内容，三个方面融合形成完整系统，从而达到改善自身身体状况，提高推拿医师治疗某些疾病能力的作用，本章主要挑选了放松功、内养功、站桩功、五禽戏、六字诀、八段锦、保健功等几种最常用的医疗气功介绍如下。

第一节　放松功

　　放松功是一种静功，它通过大脑思维意识的放松，把身体调整到自然、轻松的状态，以解除身心紧张状态，消除身体和大脑的疲劳，恢复体力和精力。同时，它能使人的意念逐渐集中，排除杂念，安定心神，以疏通经络，协调脏腑。放松功有助于人们增强体质，防治疾病。本功法具有安全有效、不受环境条件及地点的限制、易学、易练、易见效益等特点，站、坐、卧、行均可。放松功能促进气血运行和新陈代谢，是高血压、冠心病等心脑血管疾病的常选功法之一。既适合健康人练习，又适合患者康复练习。

放松功是学习气功入门的基础功法之一，也是入静、入定等高级功夫的基础，适应范围较广。脑力劳动者练习，可以快速消除大脑的疲劳；体力劳动者练习，可以快速消除机体的疲劳。

（动）（作）（详）（解）

（一）松通养心法

1. 基本动作

松通养心法是有意识将身体从上到下进行放松，要求**目内视、意内想、耳内听**，结合默念"松"，并且意想放松部位如发面、水波、电波一样一圈圈扩大，从而体会"松"感的方法。站、坐、卧、行均可。采用自然呼吸或腹式呼吸。意想每个部位，按照"**头→颈→肩→上臂→肘关节→前臂→腕关节→手→胸背→腰腹→髋关节→大腿→膝关节→小腿→踝关节→脚**"的路线，**连续"松"3遍之后，双手轻轻按于腹部。男子左手在内，女子右手在内**，先意守肚脐，然后意守脐下3寸"下丹田"，继而意守两肾间的命门穴。随后静立片刻，待口中津液增多后，将津液分三次吞咽，用意念引至"下丹田"，名为"玉液还丹"。咽津3次后，两手相搓如火，做干洗面、梳头动作，然后缓慢转动颈部、松肩、活动腰，随后随意散步，即可收功。

2. 要领

操作时，需要目内视、意内想、耳内收。每想到一处时，默念"松"字，意想该处像发面一样松开"变大"。并且，借助意想"松"的动力向外扩散、变大。能感受到"松"、"变大"是练习本功法的关键。如有"松弛感"、"轻松感"、"通畅感"等体验，说明起到了"松"的效应。

3. 作用

该法通过"松"而达到"通"的目的，"松"是通的关键，而"通"是治愈疾病的关键环节，能使浊气下降，清气上升，气血畅通，身体轻捷。此外，玉液吞咽有助于健胃、消食，治疗消化不良等病证。

（二）三线放松法

1. 基本动作

三线放松法将身体划分成"两侧、前面、后面"三条线，各线均有 9 个放松部位，4 个静养止息点。练功时，要求习练者自上而下依次放松。此法比较适合初练气功，意念难以集中的人，是放松功的基本功法之一。初练此功者，宜采用仰卧或坐式，比较容易放松；练功熟练者，可在各种姿势下练习，如站、坐、卧、行等。一般从自然呼吸开始，逐步过渡到腹式呼吸。吸气与呼气时静静的意想松的部位如海绵一样柔软。此功法属于流动式意守。即松到哪个部位时，意念默想那个部位，意导气行，静心体会"松"后的微妙变化。

第一条线：头部两侧松→颈两侧松→两肩松→两上臂松→两肘关节松→两前臂松→两手松，静养中指尖的中冲穴 1~2 分钟。

第二条线：面部松→颈前松→胸部松→腹部松→两大腿前面松→两膝关节松→两小腿前松→足背松→足大趾端松，静养大脚趾大敦穴 1~2 分钟。

第三条线：后脑松→后颈松→背部松→腰部松→大腿后面松→小腿后面松→足跟松→足心松。注意力放在足心上，静养脚心涌泉穴 1~2 分钟。

2. 要领

呼吸和意念要协调配合，并且要默念"松"字，细细体会"松"的感觉。如体会不到"松"感，可先使四肢肌肉紧张起来，再突然放松，体验"松"的感觉。这样可加速松弛反应的到来。

（三）分段放松法

1. 基本动作

把全身分成若干段，自上而下分段进行放松，常用的分段有 2 种：

头部→肩臂手→胸部→腹部→两腿→两脚。

头部→颈部→两上肢→胸腹背腰→两大腿→两小腿及脚。

2. 要领

先集中注意力于一段，默念"松"2~3 遍，再注意下一段，周而复始。

放松 2~3 个循环，止息点在脐中。

（四）整体放松法

1. 基本动作

将整个身体作为一个部位，默想放松。

2. 要领

整体放松的方法有：似流水般从头到足，笼统地向下放松；就整个身体，以肚脐为中心，笼统地向外放松并默念"松"。依据三线放松法的三条线，逐条线流水般地向下放松，不停顿。

（五）倒行放松法

1. 基本动作

把身体分成前后两条线进行倒行放松。

2. 要领

第一条线：脚底→足跟→小腿后面→腘窝→大腿后面→尾间→腰部→背部→后颈→后脑→头顶。

第二条线：脚底→足背→小腿前面→两膝→大腿前面→腹部→胸部→颈前→面部→头顶。

（六）振颤放松法

1. 基本动作

此功法多采取自然站式，均匀呼吸。意想全身像网一样，将体内的病气、浊气向下抖动排出到脚底下。

2. 要领

此功法要求习练者全身振颤、抖动，重点在两手腕和两脚踝部位，每次振颤 2~5 分钟，每分钟振颤频率约 130~160 次。振颤后静立 3~6 分钟。也可根据身体状况，适当延长时间，或练习其他动静功法。

3. 作用

振颤常做为其他功法放松、入静的预备方式和引导方法。通过对手脚的振颤，锻炼调节人体的十二经脉及脏腑。凡不适宜做其他放松法者，均可通过振颤放松法的锻炼而达到松静效应。

（张其镇　尹中雅）

第二节　内养功

概述

内养功是以吐纳为主的静功功法。数十年来，经临床检验证实：内养功在治疗消化系统疾病、呼吸系统疾病等多种慢性疾病方面疗效显著，是一种简便、高效的优秀医疗气功功法。

内养功在练习上比较强调呼吸停顿、舌体起落、气沉丹田、默念字句。它侧重于呼吸与意念的配合，具有使"大脑静、脏腑动"的特点。习练内养功时，通过特定的姿势、呼吸和意念的操作，达到形体舒适、呼吸调和、意念恬静，从而起到培补元气、平衡阴阳、调和气血、疏通经络等作用。

此功法左、右侧卧均可，一般采用右侧卧。现以右侧卧为例，介绍此功法。

动作详解

（一）基本姿势

1. 侧卧式

习练者右侧身卧于床上，头部微微前俯，腰背稍弯曲，呈含胸拔背之式。右上肢自然弯曲，掌心向上，五指舒展，放于**枕上耳前**，距头部约2寸。左上肢自然弯曲，**掌心向下**，五指放松，放置于同侧腰部。右下肢**自然**

伸直，左下肢膝关节屈曲为120°，左膝关节轻放于右膝关节前。双目轻闭或微露一线之光。（若为左侧卧位，则四肢体位与上述相反）。侧卧式一般取右侧卧位，当然也可根据个人习惯而选择。但胃张力低下、蠕动力较弱及排空迟缓者，宜取右侧卧位。而胃黏膜脱垂者，则宜选左侧卧位。

2. 仰卧式

习练者仰卧于床上，口眼轻闭，头微前俯，躯干正直。枕头高低适宜，两臂自然伸直，掌心向内，十指自然并拢，放于身体两侧。双下肢自然伸直，两足自然分开。卧式要求头高低合适，确保头颈左右不偏不倚，舒适平稳。（图6-2-1）

两臂自然伸直，掌心向内，十指自然并拢，放于身体两侧。双下肢自然伸直，两足自然分开

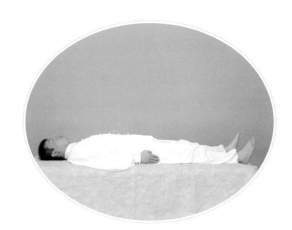

图6-2-1 仰卧式

3. 坐式

习练者端坐在方凳或椅子上，躯体端正，头部正直，略微前俯，含胸拔背，松肩垂肘，掌心向下，十指放松舒张，轻放于大腿中下三分之一处。腰部自然伸直，腹部宜松，臂部平稳地坐在凳子的前三分之一处。两脚分开，比肩略宽，小腿与地面垂直，膝关节屈曲90°。坐式要求习练者髋关节、膝关节均屈曲成90°。坐椅高低不适时，可在臀下垫毛毯，或在脚下放置脚踏板，以确保姿势正确。初学者一般取坐式，年老体弱者宜选侧卧式。（图6-2-2）

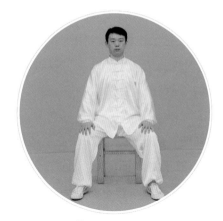

躯体端正，头部正直，含胸拔背，松肩垂肘，十指放松舒张，腰部自然伸直，腹部宜松，两脚分开，比肩略宽，小腿与地面垂直，膝关节屈曲 90°

图 6-2-2　坐式

（二）要领

内养功的呼吸法较为复杂，此功法要求呼吸停顿、舌动、默念字句、腹式呼吸 4 种动作互相配合。常用的呼吸法有 3 种。

1. 第一种呼吸法（吸 – 停 – 呼）

习练者口眼轻闭，用鼻呼吸。先行吸气，吸气时舌尖轻抵上腭，同时以意念引领气息下达小腹，腹部鼓起。**吸气后不宜立即呼气**，停顿片刻后再将气体徐徐呼出。呼气时舌随之下落，同时收腹。配合念字，以"心神静"为例，吸气时默念"心"字，停顿时默念"神"字，呼气时默念"静"字。如此反复练习 20~40 分钟。吸气、呼气之间的停顿，应依据习练者功力逐渐由短到长，切不可勉强拉长。如果应用不当，则会产生一些不良反应，如憋气、胸痛、腹胀等。（表 6-2-1）

呼吸动作列表如下：

表 6-2-1　第一种呼吸法

呼吸停顿	吸气	停顿	呼气
默念字句	心	神	静
舌体运动	舌抵上腭	不动	舌下落
腹式呼吸	小腹鼓起	不动	收腹

2. 第二种呼吸法（吸－呼－停）

习练者**以鼻呼吸，或口鼻并用，鼻吸口呼**。先行吸气，以意念引领气息下达小腹，腹部鼓起后缓缓呼气，小腹回缩，呼毕后再行停顿，小腹不动。吸气时舌抵上腭，呼气时舌落下，停顿时舌不动。配合念字，以"心如水"为例，吸气时默念"心"字，呼气时默念"如"字，停顿时默念"水"。如此反复练习 20~40 分钟。第一种呼吸法和第二种呼吸法操作迥异，不可能同时并用。两种呼吸法的作用和适应证亦不相同，需根据练功者的个人情况选择其中一种，不可交替运用。（表 6-2-2）

呼吸动作列表如下：

表 6-2-2　第二种呼吸法

呼吸停顿	吸气	呼气	停顿
默念字句	心	如	水
舌体运动	舌抵上腭	舌下落	不动
腹式呼吸	小腹鼓起	收腹	不动

3. 第三种呼吸法（吸－停－吸－呼）

习练者**以鼻呼吸**，先吸入气体少许，随着吸气舌抵上腭，小腹鼓起，同时默念第一个字。然后停顿，停顿时舌尖保持轻抵上腭不动，腹部也不动，默念第二个字。继而吸入较多的气体，并用意念将气体引入小腹，小腹鼓起，默念第三个字。最后将气体徐徐呼出，小腹回缩，随之舌尖下落。第三种呼吸法所默念的字句，一般以 3 个字为宜，比如"万物生"。如此周而复始，做 20~40 分钟。默念字句，只能用脑子想，不可震动声带。一般由 3 个字开始练习，吸气、呼气、停顿各默念 1 个字。以后随着功力的加深，呼吸频率随之减慢，停顿时间逐渐延长，便可以逐渐增加字数，但不宜超过 9 个字。（表 6-2-3）

呼吸动作列表如下：

表 6-2-3　第三种呼吸法

呼吸停顿	吸气	停顿	吸气	呼气
默念字句	万	物	生	
舌体运动	轻抵上腭	不动	不动	舌落下
腹式呼吸	小腹微鼓起	不动	鼓起	小腹回缩

（张其镇　尹中雅）

第三节　站桩功

（概）（述）

　　站桩功是传统的功法，以站式练习为唯一方式。此功法虽强调以调身为主，但也非常注重意念和呼吸。"桩"有树木根深在地，固定不动之意。站桩功是武术气功的代表功法，同时也用于养生和治疗。

　　站桩功的流派繁多，姿势依各家的不同而大不一样，代表桩势有自然式桩功、三圆式桩功、下按式桩功、混圆式桩功、探马式桩功、伏虎式桩功、少林剑指桩功等。以其姿势难度来分，则可分高位站桩、中位站桩和低位站桩三种。

（动）（作）（详）（解）

自然式桩功

⊙ 基本动作

　　习练者采取立正姿势做准备。身体保持自然直立，气静神怡。然后左脚向左横跨一步，两脚平行，脚尖内收，两脚间距与肩等宽或稍宽于肩。膝关节微屈，松胯收小腹。两手自然垂于体侧，掌心向内，肘关节微屈，十指自然舒张分开，指间关节自然微屈，掌心内凹。头正保持身直，含胸拔背，虚灵顶劲，沉肩虚腋，直腰蓄腹，扣地展膝。两目微闭或凝视正前方较远处的某一目标。唇齿轻合、舌微卷、颏内收。面部含似笑非笑之意。采用自然呼吸为主，逐渐加大呼吸的深度、幅度，向腹式呼吸法过渡。意守下丹田，意想下丹田部发热，当有温热感时逐渐将热感向整个腹部引领布散，最后做 3 个深呼吸，将意念收回到下丹田。（图 6-3-1）

两脚平行，脚尖内收，两脚间距与肩等宽或稍宽于肩。膝关节微屈，松胯收小腹。两手自然垂于体侧，十指自然舒张分开，含胸拔背，虚灵顶劲，沉肩虚腋，直腰蓄腹，扣地展膝

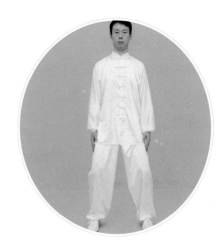

图 6-3-1　自然式桩功

◎ 要领

习练者以自然呼吸始，逐步过渡到顺势腹式呼吸。呼吸的频率可逐渐减慢，应以不感到憋气为度。一定要自然而不做作，保持上虚下实，力求躯体稳定。

◎ 作用

该桩式是以自然的态势，将机体调整到相对平衡的状态。它是气功、武术、太极拳等最为基础的入门方法。该桩式对神经系统具有很好的调节作用，能够消除紧张状态。对促进下肢静脉血的回流有显著的作用。

三圆式桩功

基本动作

此功法分为抱球式和环抱式两种，主要是根据手臂弯曲程度的大小而区分的。**屈曲程度较小，称抱球式；屈曲程度较大，称环抱式。**抱球式动作，双上肢呈半圆形，**两手呈抱球状，掌心相对，手指相对。**两目平视，或稍向前下方（图6-3-2）。环抱式动作，两手似抱树，掌心朝内，双手离胸前约两尺。目光平视，或向前下方。站立姿势可依个人功力，取高、中、低位来练习。**呼吸要慢、细、匀、长，**随着姿势，体位从高位向低位过渡，呼吸亦应调整至加深、加长。习练者意想双手、双臂中各有一回旋的气球，顺时针旋转36圈，由小到大；再逆时针旋转36圈，由大到小。**双足踏实，如踏井石，落地生根，不可放松。**

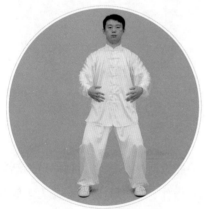

双上肢呈半圆形，两手呈抱球状，掌心相对，手指相对。两目平视，或稍向前下方

图 6-3-2　三圆式桩功 抱球式

要领

该桩式要求习练者两手指张开似抱球状（手圆），两臂环抱如抱树状（臂圆），两足尖内扣，呈半圆状（足圆）。呼吸深长，意守旋转之气球，用意要松，若有若无，绵绵若存。

作用

该桩式是将身体的姿势在双手、两臂、两足弓之间摆成三个圆形，同时，根据膝关节的角度分成高、中、低三个体位锻炼。呼吸方法多采用顺势腹式呼吸。所以，该桩式对全身循环系统和呼吸系统的调整作用非常明显。

下按式桩功

基本动作

习练者两脚**左右分开，脚尖内收**，间隔**与肩同宽**，两臂自然向前平伸，两手十指自然向前伸直，**指尖朝前**，前臂与地面**平行**，**掌心朝下**，掌心如同按向地面一般。**目光平视或向前下方**。其余同三圆式桩功。采用顺势腹式呼吸，并适度延长呼气时相。呼气时，用意念引导气息沉向丹田，并意守丹田之气，犹如雾露蒸腾，弥漫周身，濡养四肢百骸，最后收气归入丹田。（图6-3-3）

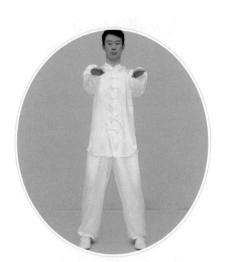

两脚左右分开，脚尖内收，间隔与肩同宽，两臂自然向前平伸，两手十指自然向前伸直，指尖朝前，前臂与地面平行，掌心朝下，掌心如同按向地面一般，目光平视

图 6-3-3 下按式桩功

◎ 要领

该桩式要求习练者手指伸直，前臂尽量与地面保持平行，掌心下按，足圆，膝关节屈曲。呼吸深长，意念轻柔和缓，守护丹田，不丢不弃。

◎ 作用

该桩式也是根据屈膝的角度分成高、中、低三个体位锻炼。呼吸方法多采用顺势腹式呼吸，意守丹田的程度有所加强。

伏虎式桩功

◎ 基本动作

习练者左脚向左前方跨出一步，右脚在后，站成丁字形，两脚相距3尺左右，身体往下稍蹲，状如骑马。前腿屈曲成90°角，左手顺势摆在左膝上方约10厘米处，**掌心向下**；右手竖在右膝上方约10厘米处，**左手似按着虎头，右手似把着虎尾根部**，习练者头部仰起，眼向左前方注视。（右腿在前时，和上述姿势相反）。呼吸时，先采用顺势腹式呼吸方法，而后逐渐向逆势腹式呼吸过渡。呼吸节律、频率要慢，应加大幅度和深度。两目前视，意想胯下有猛虎被伏，运气至腰胯、双腿、双足，意气相合，意想两手分别力按虎头、虎尾。身体犹如枯树，落地生根盘根。（图6-3-4）

◎ 要领

该桩式要求习练者呼气时身体展开，双手分别钳主虎头、虎尾。两膝内扣，以助双手压制虎身。昂头注视，神气充足，意气相合。注意下盘的锻炼，呼吸要深长而不做作。

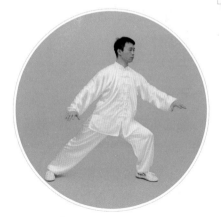

左脚向左前方跨出一步，右脚在后，身体往下稍蹲，前腿屈曲成90°角，左手顺势摆在左膝上方，掌心向下；右手竖在右膝上方

图 6-3-4　伏虎式桩功

🌼 作用

该桩式适合青壮年长期锻炼，能够有效地锻炼双下肢骨骼肌力量，尤其对股四头肌、股二头肌、腓肠肌等肌群作用显著。同时，对促进机体整体的稳定性、协调性有很重要的意义。

少林剑指站桩功

🌼 基本动作

习练者左脚向左横跨半步，**两脚平行，脚尖内收**，两脚相距约 45 厘米。屈膝下蹲，成马步桩式。在屈膝下蹲的同时，双臂朝向正前方缓缓抬起，双掌逐渐变为剑指，抬到**与肩齐平，指尖向前，掌心向下**。头正颈直，下颌内收，**含胸拔背，微收小腹，上身保持正直**，轻提尾闾，使百会穴、会阴穴和两脚跟连线的中点成一条直线。两膝关节自然弯曲，令膝盖不超过脚尖。双目微闭，两眼平视前方，似看非看。该桩功采用顺势腹式呼吸为主，配合逆势腹式呼吸，令气沉于下丹田。习练该桩功时，意想丹田之中有温热气团，由小到大，由弱到强。然后，意想此气团循足三阴经，下至足底涌泉穴处，落地生根。之后，将意念引回下丹田部，使之由大到小，由强到弱，弥漫周身，濡养神智。

◉ 要领

该桩功要求习练者两脚平行，略比肩宽。双手食指、中指二指并拢成剑指，两臂平伸，肩、肘、腕平伸，与肩同宽。膝关节屈曲成高、中、低三个体位，躯干部要放松。呼吸以顺势腹式呼吸为主，尽量延长呼吸时间，加大呼吸深度。意念所守的部位要低，以温热感为度，并使之循行于足三阴经上。

◉ 作用

该桩式主要锻炼全身的骨骼肌、关节与韧带，尤其对四肢的锻炼更为明显。呼吸方式多采用顺势腹式呼吸，配合逆势腹式呼吸。该桩式能调动全身经络气血的运行，是桩式中对人体影响明显的功法之一。

休息式桩功

◉ 基本动作

该桩功站姿要求同"自然式桩功"。两掌提至腰后，**掌心向后**，用腕背部轻压于两"腰眼穴"处。**腕关节微屈**，十指自然分开，指间关节微屈，掌心内凹。习练者应**沉肩、坠肘、虚腋**，其余要求与"自然式桩功"相同。本桩式调息应以轻柔和缓为原则，如休息之状，采用自然呼吸法。习练者可将意念集中到腰部，以腰部发热为度。调心亦应以轻柔和缓为原则，状如休息。

要领

该桩式要求习练者双掌置于腰部，状似休息，呼吸要和缓轻柔，用意宜轻，似有似无，反复练习。

作用

该桩式调身、调息、调心均应自然有度，介于练功与生活状态之间，体现休息之意。经常习练能够改善植物神经状态，提高副交感神经的兴奋性。

（张其镇　尹中雅）

第四节　五禽戏

五禽戏作为一种健身与防治疾病相结合的传统导引术，其锻炼要求是比较严格的。每一禽戏的神态运用要形象，不仅要求形似，更重视神似，并且要做到心静体松，刚柔相济，以意领气，气贯周身，呼吸柔和缓慢，引伸肢体，动作紧凑而不慌乱。五禽戏的动作全而周到，从四肢百骸到五脏六腑，可以弥补日常活动中活动不到的部位，使之改善机体各部分功能，达到畅通经络、调和气血、强筋壮骨、通利关节的作用。

根据中医的脏腑学说，五戏配五脏。虎戏主肝，能舒肝理气，舒筋活络；鹿戏主肾，能益气补肾，壮腰健肾；熊戏主脾，能调理脾胃，充实两肢；猿戏主心，能养心补脑，开窍益智；鸟戏主肺，能补肺宽胸，调畅气机。但是，人体是一个有机整体，五脏相辅相成，所以五禽戏中任何一戏的演练，既主治一脏的疾患，又兼顾其他各脏。五禽戏习练时要求神态动作要形象，心静体松，身临其境，刚柔并济，呼吸柔缓，引伸肢体，动作协调不乱，方能达到祛病强身、延年益寿的目的。

图解
推拿功法
TUJIE
TUINA
GONGFA

预备势 起势调息

两脚并拢，自然伸直；两手自然垂于体侧；胸腹放松，头项正直，下颏微收，舌抵上腭；目视前方。左脚向左平开一步，稍宽于肩，两膝微屈，松静站立；调息数次，意守丹田。肘微屈，两臂在体前向上、向前平托，指朝前，掌心向上，托至与胸同高。两肘下垂外展，翻两掌向内，两手收至胸前，转掌心向下，并缓缓下按于腹前；目视前方。重复调息动作两遍后。两手自然垂于体侧。（图6-4-1）

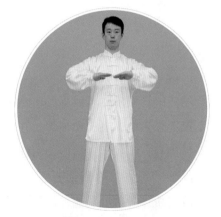

肘微屈，两臂在体前向上、向前平托，与胸同高。两肘下垂外展，两掌向内翻转，并缓缓下按于腹前

图 6-4-1 起势调息

虎戏

"虎戏"要体现虎的威猛。神发于目，虎视眈眈；威生于爪，伸缩有力；神威并重，气势凌人。动作变化要做到刚中有柔、柔中生刚、外刚内柔、刚

柔相济，具有动如雷霆无阻挡、静如泰山不可摇的气势。

🔘 虎举

接上式。两手掌心向下，**十指撑开**，再弯曲成虎爪状；**目视两掌**。随后，两手外旋，由小指先弯曲，其余四指依次弯曲握拳，两拳沿体前缓慢上提。**至肩前时，十指撑开**，翻掌上举举至头上方目视两掌；**再弯曲成虎爪状**。两掌外旋握拳，**拳心相对**；**目视两拳**。两拳下拉至肩前时，变掌下按。沿体前下落至腹前，十指撑开，掌心向下；目视两掌。重复上述动作三遍后，两手自然垂于体侧；目视前方。（图6-4-2）

至肩前时，十指撑开，
举至头上方再弯曲成虎爪状；
目视两掌

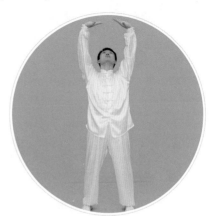

🈁 6-4-2　*虎举*

🔘 虎扑

接上式。两手握空拳，拳心向后沿**身体两侧**上提至肩前上方。两手**向上、向前划弧**，顺势十指弯曲成"虎爪"，**掌心向下**；同时上体前俯，**挺胸塌腰**；**目视前方**。两腿屈膝下蹲，**收腹含胸**；同时，虎爪变为空拳，向下划弧至两膝侧，**拳心向下**；目视前下方。随后，两腿伸膝，**送髋，挺腹，后仰**；同时，两拳沿体侧向上提至胸侧；目视前上方。左腿屈膝提起，两手上举。左脚向前迈出一步，**脚跟着地**，右腿屈膝下蹲，成左虚步；同时上体前倾，两拳变"虎爪"向前、向下扑至膝前两侧，**掌心向下**；目视前下方。随后上体抬起，左脚收回，开步站立；两手自然下落于体侧；目视前方。对侧动作同上，惟左右相反。重复两侧动作三遍后，两掌向身体侧前方举起，与

胸同高，掌心向上；目视前方。两臂屈肘，两掌内合下按，自然垂于体侧；目视前方。（图6-4-3）

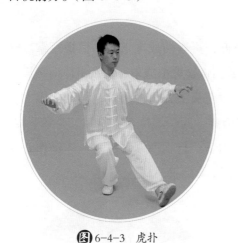

左脚向前迈出一步，脚跟着地，右腿屈膝下蹲，成左虚步；同时上体前倾，两拳变"虎爪"向前、向下扑至膝前两侧，掌心向下；目视前下方

图6-4-3 虎扑

鹿戏

鹿喜挺身眺望，好角抵，运转尾闾（尾闾，也叫长强穴，跪伏或胸膝位，当尾骨尖端与肛门连线的中点处），善奔走，通任、督两脉。习练"鹿戏"时，动作要轻盈舒展，神态要安闲雅静，意想自己置身于群鹿中，在山坡、草原上自由快乐地活动。

鹿抵

接上式。两腿微屈，身体重心移至右腿，左脚经右脚内侧向左前方迈步，**脚跟着地**；同时，身体稍右转；两掌握空拳，向右侧摆起，**拳心向下**，**高与肩平**；目随手动，视右拳。身体重心前移；左腿屈膝，**脚尖外展踏实**；右腿伸直蹬实；同时，身体左转，两掌成"鹿角"，向上、向左、向后划弧，**掌心向外**，指尖朝后，左臂弯曲外展平伸，肘抵靠左腰侧；右臂举至头前，向左后方伸抵，掌心向外，指尖朝后；**目视右脚跟**。随后，身体右转，左脚收回，开步站立；同时两手向上、向右、向下划弧，两掌握空拳下落于体前；目视前下方。对侧动作同上，惟左右相反。重复两侧动作三遍。（图6-4-4）

◎ 鹿奔

接上式。左脚向前跨一步，屈膝，右腿伸直成左弓步；同时，两手握空拳，**向上、向前划弧至体前，屈腕，高与肩平，与肩同宽**，拳心向下；目视前方。身体重心后移；左膝伸直，全脚掌着地；右腿屈膝；**低头，弓背，收腹**；同时，**两臂内旋**，两掌前伸，**掌背相对**，拳变"鹿角"。身体重心前移，上体抬起；右腿伸直，左腿屈膝，成左弓步；**松肩沉肘**，两臂外旋，"鹿角"变空拳，高与肩平，拳心向下；目视前方。左脚收回，开步直立；两拳变掌，回落于体侧；目视前方。对侧动作同上，惟左右相反。重复两侧动作三遍后，两掌向身体侧前方举起，与胸同高，掌心向上；目视前方。屈肘，两掌内合下按，自然垂于体侧；目视前方。（图6-4-5）

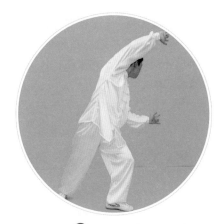

左腿屈膝，脚尖外展踏实；右腿伸直蹬实；同时，身体左转，两掌成"鹿角"

图 6-4-4 鹿抵

身体重心后移；左膝伸直，全脚掌着地；右腿屈膝；低头，弓背，收腹；同时，两臂内旋，两掌前伸，掌背相对，拳变"鹿角"

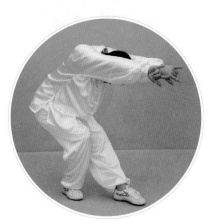

图 6-4-5 鹿奔

195

熊 戏

"熊戏"要表现出熊憨厚沉稳、松静自然的神态。运势外阴内阳,外动内静,外刚内柔,以意领气,气沉丹田;行步外观笨重拖沓,实则笨中生灵,蕴含内劲,沉稳之中显灵敏。

熊运

接上式。两掌握空拳成"熊掌",拳眼相对,垂于下腹部;目视两拳。以腰、腹为轴,上体做顺时针摇晃;同时,两拳随之沿右肋部、上腹部、左肋部、下腹部划圆;目随上体摇晃环视。对侧动作同上,惟左右相反。重复两侧动作三遍后,两拳变掌下落,自然垂于体侧;目视前方。(图6-4-6)

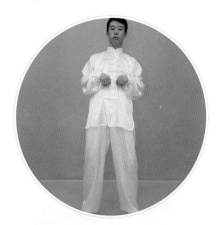

以腰、腹为轴,上体做顺时针摇晃;同时,两拳随之沿右肋部、上腹部、左肋部、下腹部划圆;目随上体摇晃环视

图6-4-6 熊运

熊晃

接上式。身体重心右移;左髋上提,牵动左脚离地,再微屈左膝;两掌握空拳成"熊掌";目视左前方。身体重心前移;左脚向左前方落地,全脚掌踏实,脚尖朝前,右腿伸直;身体右转,左臂内旋前靠,左拳摆至左膝前上方,拳心朝左;右拳摆至体后,拳心朝后;目视左前方。身体左转,重心后坐;右腿屈膝,左腿伸直;拧腰晃肩,带动两臂前后弧形摆动;右拳摆

至左膝前上方，拳心朝右；左拳摆至体后，拳心朝后；目视左前方。身体右转，重心前移；左腿屈膝，右腿伸直；同时，左臂内旋前靠，左拳摆至左膝前上方，拳心朝左；右拳摆至体后，拳心朝后；目视左前方。对侧动作同上，惟左右相反。重复两侧动作三遍后，左脚上步，开步站立；同时，两手自然垂于体侧。两掌向身体侧前方举起，与胸同高，掌心向上；目视前方。屈肘，两掌内合下按，自然垂于体侧；目视前方。（图6-4-7）

左脚向左前方落地，全脚掌踏实，脚尖朝前，右腿伸直；身体右转，左臂内旋前靠，左拳摆至左膝前上方，拳心朝左；右拳摆至体后，拳心朝后

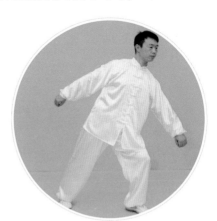

图6-4-7　熊晃

猿戏

猿生性好动，机智灵敏，善于纵跳，折枝攀树，躲躲闪闪，永不疲倦。习练"猿戏"时，外练肢体的轻灵敏捷，欲动则如疾风闪电，迅敏机警；内练精神的宁静，欲静则似静月凌空，万籁无声，从而达到"外动内静""动静结合"的境界。

◯ 猿提

接上式。两掌在体前，手指伸直分开，再屈腕撮拢捏紧成"猿钩"。两

掌上提至胸，两肩上耸，**收腹提肛**；同时，**脚跟提起，头向左转**；**目随头动**，视身体左侧。头转正，两肩下沉，**松腹落肛**，脚跟着地；"猿钩"变掌，**掌心向下**；两掌沿体前下按落于体侧；目视前方。对侧动作同上，惟左右相反。重复两侧动作三遍。（图6-4-8）

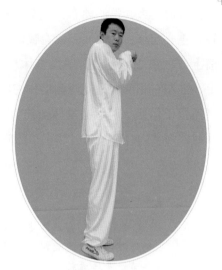

图6-4-8　猿提

两掌上提至胸，两肩上耸，收腹提肛；同时，脚跟提起，头向右转

猿摘

接上式。左脚向左后方退步，**脚尖点地**，右腿屈膝，重心落于右腿；同时，左臂屈肘，左掌成"猿钩"收至左腰侧；右掌向右前方自然摆起，略高于肩，**掌心向下**。身体重心后移；左脚踏实，屈膝下蹲，右脚收至左脚内侧，**脚尖点地**，成右丁步；同时，右掌向下经腹前向左上方划弧至头左侧，**掌心对太阳穴**（太阳穴：在头侧，眉梢与目外眦之间向后约1寸凹陷处）；目先随右掌动，再转头注视右前上方。**右掌内旋**，掌心向下，沿体侧下按至左髋侧；目视右掌。右脚向右前方迈出一大步，左腿蹬伸，身体重心前移；右腿伸直，**左脚脚尖点地**；同时，右掌经体前向右上方划弧，举至右上侧变"猿钩"，**稍高于肩**；左掌向前、向上伸举，屈腕撮钩，成采摘势；目视左掌。身体重心后移；左掌由"猿钩"变为"握固"；右手变掌，自然回落于体前，虎口朝前。随后，左腿屈膝下蹲，右脚收至左脚内侧，脚尖点地，成右丁步；同时，左臂屈肘收至左耳旁，掌指分开，掌心向上，**成托桃状**；右掌经体前向左划弧至左肘下捧托；目视左掌。对侧动作同上，惟左右相反。重复两侧动作三遍后，左脚向左横开一步，两腿直立；同时，两手自然垂于

体侧。两掌向身体侧前方举起，与胸同高，掌心向上；目视前方。屈肘，两掌内合下按，自然垂于体侧；目视前方。（图6-4-9）

左脚踏实，屈膝下蹲，右脚收至左脚内侧，脚尖点地，成右丁步；右掌向下经腹前向左上方划弧至头左侧，掌心对太阳穴，目先随右掌动，再转头注视右前上方

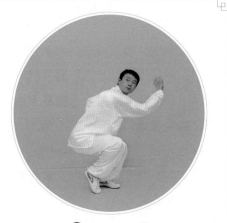

图6-4-9 猿摘

鸟戏

鸟戏取形于鹤。鹤是轻盈安详的鸟类，人们对它进行描述时往往寓意它的健康长寿。习练时，要表现出鹤的昂然挺拔、悠然自得的神韵。仿效鹤翅飞翔，抑扬开合。两臂上提，伸颈运腰，真气上引；两臂下合，含胸松腹，气沉丹田。活跃周身经络，灵活四肢关节。

鸟伸

接上式。两腿微屈下蹲，两掌在**腹前相叠**。两掌向上举至头前上方，掌心向下，指尖向前；身体微前倾，**提肩，缩项，挺胸，塌腰**；**目视前下方**。两腿微屈下蹲；同时，两掌相叠下按至腹前；目视两掌。身体重心右移；右腿蹬直，左腿伸直向后抬起；同时，两掌左右分开，掌成"鸟翅"，向体侧**后方摆起，掌心向上**；**抬头，伸颈，挺胸，塌腰**；**目视前方**。对侧动作同上，惟左右相反。重复两侧动作三遍后，左脚下落，两脚开步站立，两手自然垂于体侧，目视前方。（图6-4-10）

🐦 鸟飞

接上式。两腿微屈；两掌合于腹前，**掌心向上**，目视前下方。右腿伸直独立，左腿屈膝提起，小腿自然下垂，**脚尖朝下**；同时，两掌成"鸟翅"展翅状，在**体侧平举向上**，**稍高于肩**，掌心向下，目视前方。左脚下落在右脚旁，**脚尖着地**，两腿微屈；同时，两掌合于腹前，掌心相对，目视前下方。右腿伸直独立，左腿屈膝提起，小腿自然下垂，脚尖朝下；同时，两掌经体侧，向上举至头顶上方，**掌背相对，指尖向上**，目视前方。左脚下落在右脚旁，全脚掌着地，两腿微屈；同时，两掌合于腹前，掌心相对，目视前下方。对侧动作同上，惟左右相反。重复两侧动作三遍后，两掌向身体侧前方举起，与胸同高，掌心向上，目视前方。屈肘，两掌内合下按，自然垂于体侧，目视前方。（图 6-4-11）

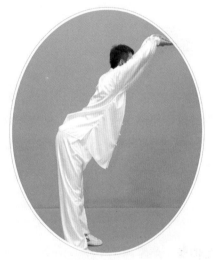

两掌向上举至头前上方，掌心向下，指尖向前；身体微前倾，提肩，缩项，挺胸，塌腰；目视前下方

图 6-4-10 鸟伸

右腿伸直独立，左腿屈膝提起，小腿自然下垂，脚尖朝下；同时，两掌经体侧，向上举至头顶上方，掌背相对，指尖向上，目视前方

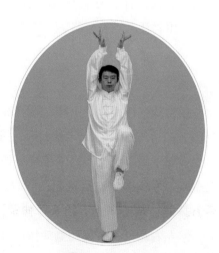

图 6-4-11 鸟飞

收势

⊛ 引气归元

　　两掌经体侧上举，**掌心向上，至头顶上方，掌心向下。两掌指尖相对，**沿体前缓慢下按至腹前；目视前方。重复上述动作两遍后，两手缓慢在体前划平弧，掌心相对，高与脐平；目视前方。两手在腹前合拢，**虎口交叉，叠掌**；眼微闭静养，调匀呼吸，意守丹田。数分钟后，两眼慢慢睁开，两手合掌，在胸前搓擦至热。掌贴面部，上、下擦摩，浴面3~5遍。两掌向后沿**头顶、耳后、胸前**下落，自然垂于体侧；目视前方。左脚提起向右脚并拢，前脚掌先着地，随之全脚踏实，恢复成预备势；目视前方。（图6-4-12）

两掌经体侧上举，掌心向上，至头顶上方

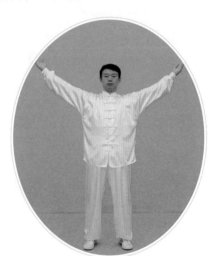

⊠ 6-4-12　引气归元

（张其镇　尹中雅）

第五节　六字诀

(概)(述)

六字诀，即六字诀养生法，通过嘘、呵、呼、呬、吹、嘻六个字（xu、he、hu、si、chui、xi），以其不同发音口型，唇齿喉舌的用力不同，牵动不动的脏腑经络气血的运行，达到强化人体内部组织机能的目的，充分诱发和调动脏腑的潜在能力来抵抗疾病的侵袭。通过呼吸导引，防止随着人的年龄的增长而出现的过早衰老。它是我国古代流传下来的一种养生方法，为吐纳法。

歌诀曰：

春嘘明目夏呵心，秋呬冬吹肺肾宁。四季常呼脾化食，三焦嘻出热难停。发宜常梳气宜敛，齿宜数叩津宜咽。子欲不死修昆仑，双手摩擦常在面。

(动)(作)(详)(解)

嘘字法

◎ 基本动作

两足开立，与肩同宽，**头正颈直**，**含胸拔背**，松腰松胯，**双膝微屈**，两臂自然垂于体侧，全身放松，呼吸自然。采用顺腹式呼吸，先呼后吸，呼所时读字，同时**提肛缩肾**，体重移至足跟。每个字读六遍后，调息一次，以稍事休息，恢复自然。（图6-5-1）接上式，两手沿腰侧上提，**掌心向上**，小指轻贴腰际，向后收到腰间；目视前下方。**两脚不动**，身体左转90°，同时，右掌由腰间缓缓向左侧穿出，约**与肩同高**，并配合口吐"嘘"字音；**两目渐**

渐圆睁，目视右掌伸出方向（图 6-5-2）。右掌沿原路收回腰间；同时身体转回正前方；目视前下方。身体右转 90°，同时，左掌由腰间缓缓向右侧穿出，约与肩同高，并口吐"嘘"字音；两目渐渐圆睁，目视左掌伸出方向。左掌沿原路收回腰间，同时，身体转回正前方；目视前下方。如此左右穿掌各 3 遍，本式共吐"嘘"字音 6 次。

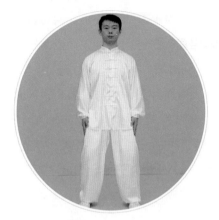

图 6-5-1　预备式

两足开立，与肩同宽，头正颈直，含胸拔背，松腰松胯，双膝微屈，全身放松，呼吸自然

两脚不动，身体左转 90°，同时，右掌由腰间缓缓向左侧穿出，约与肩同高，并配合口吐"嘘"字音；目视右掌伸出方向

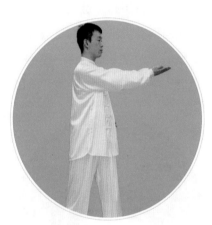

图 6-5-2　嘘字法

🟤 要领

呼气念嘘字，足大趾轻轻点地，两手缓缓运动，手心向上，随呼吸之势运动。如此动作六次，作一次调息。

🟤 作用

嘘气功可治肝病，如慢性肝炎、高血压病、目疾、肝肿大、胸胁胀闷、食欲不振、两目干涩、头目眩晕等症。

呵字法

基本动作

接上式，吸气，同时，两掌**小指轻贴腰际**微上提，指尖朝向**斜下方**；目视前下方。屈膝下蹲，同时，两掌缓缓向前下约45°方向插出，两臂微屈；目视两掌。微微屈肘收臂，两掌**小指一侧相靠**，掌心向上，成"捧掌"，约与肚脐相平；目视两掌心。两膝缓缓伸直；同时屈肘，两掌捧至胸前，掌心向内，**两中指约与下颏同高**；目视前下方。两肘外展，约与肩同高；同时，两掌内翻，**掌指朝下**，**掌背相靠**，然后，两掌缓缓下插；目视前下方（图6-5-3）。两掌下插至肚脐前时，微屈膝下蹲；同时，两掌内旋外翻，掌心向外，缓缓向前拨出，至两臂成圆；目视前下方。从**插掌开始，口吐"呵"字**音。然后，两掌外旋内翻，掌心向上，于腹前成"捧掌"；目视两掌心。重复六遍，本式共吐"呵"字音6次。

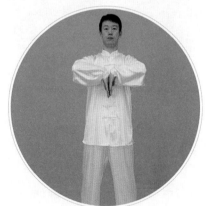

两肘外展，约与肩同高；同时，两掌内翻，掌指朝下，掌背相靠

图 6-5-3　呵字法

要领

呼气念呵字，足大趾轻轻点地；两手掌心向里由小腹前抬起，经体前至胸部两乳中间位置内旋翻掌。

◉ 作用

呵气功可治心悸、心绞痛、失眠、健忘、盗汗、口舌糜烂、舌强语謇等心经疾患。

呼字法

◉ 基本动作

当上式最后一动两掌向前拨出后，外旋内翻，转掌心向内对肚脐，**指尖斜相对**，五指**自然张开**，两掌心间距与掌心至肚脐**距离相等**；目视前下方。两膝缓缓伸直，同时，两掌缓缓向肚脐方向合拢，至肚脐前约 10 厘米。微屈膝下蹲，同时，两掌向外展开至两掌心间距与掌心至肚脐距离相等，**两臂成圆形**，并口吐"呼"字音；目视前下方。两膝缓缓伸直，同时，两掌缓缓向肚脐方向合拢。重复六遍。本式共吐"呼"字音 6 次。

◉ 要领

两掌向肚脐方向收拢时吸气，两掌向外展开时口吐"呼"字音，两手掌由里向外缓缓外展，呼气尽，动作止。

◉ 作用

呼字功可治腹胀、腹泻、四肢疲乏，食欲不振，肌肉萎缩、皮肤水肿等脾经疾患。

呬字功

🔵 基本动作

接上式，两掌自然下落，**掌心向上，十指相对**；目视前下方。两膝缓缓伸直；同时，两掌缓缓向上托至胸前，约与**两乳同高**；目视前下方。两肘下落，**夹肋**，两手顺势立掌于肩前，**掌心相对，指尖向上**。两肩胛骨向脊柱靠拢，展肩扩胸，**藏头缩项**；目视前斜上方。微屈膝下蹲；同时，**松肩伸项**，两掌缓缓向前平推逐渐转成**掌心向前亮拳**，同时口吐"呬"字音；目视前方（图6-5-4）。两掌外旋腕，转至**掌心向内，指尖相对**，约与肩宽。两膝缓缓伸直；同时屈肘，两掌缓缓收拢至胸前约10厘米，指尖相对；目视前下方。两肘下落，夹肋，两手顺势立掌于肩前，掌心相对，指尖向上。重复六遍，本式共吐"呬"字音6次。

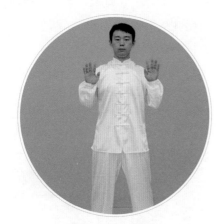

松肩伸项，两掌缓缓向前平推逐渐转成掌心向前亮拳，同时口吐"呬"字音；目视前方

图6-5-4　呬字功

🔵 要领

推掌时，呼气，口吐"呬"字音，呼气尽，随吸气之势两掌自然外旋腕，指尖相对，缓缓收拢时鼻吸气。

作用

呬字功可治喘咳，憋闷等肺系疾病。

吹字功

基本动作

接上式（两掌前推），松腕伸掌，**指尖向前，掌心向下**。两臂向左右分开成侧平举，掌心**斜向后，指尖向外**。两臂内旋，两掌向后划弧至腰部，**掌心轻贴腰眼，指尖斜向下**；目视前下方。微屈膝下蹲；同时，两掌向下沿腰骶、两大腿外侧下滑，后**屈肘提臂**环抱于腹前（图6-5-5），**掌心向内，指尖相对**，约与脐平；目视前下方。两掌从腰部下滑时，口吐"吹"字音。两膝缓缓伸直；同时，两掌缓缓收回，轻抚腹部，指尖斜向下，虎口相对；目视前下方。两掌沿带脉向后摩运。两掌至后腰部，掌心轻贴腰眼，指尖斜向下；目视前下方。重复六遍，本式共吐"吹"字音6次。

两掌向下沿腰骶、两大腿外侧下滑，后屈肘提臂环抱于腹前

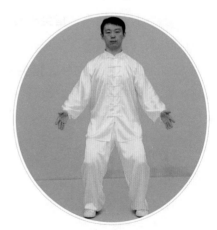

图6-5-5 吹字功

💮 **要领**

两掌从腰部下滑、环抱于腹前时呼气，口吐"吹"字音；两掌向后收回、横摩至腰时以鼻吸气。

💮 **作用**

吹字功可治腰膝酸软，盗汗遗精、阳痿、早泄、子宫虚寒等肾经疾患。

嘻字功

💮 **基本动作**

接上式（两掌环抱），自然下落于体前；目视前下方。两掌**内旋外翻，掌背相对**，掌心向外，**指尖向下**；目视两掌。两膝缓缓伸直；同时，**提肘带手**，经体前上提至胸。随后，两手继续上提至面前，**分掌、外开、上举**，两臂成弧形，**掌心斜向上**；目视前上方（图6-5-6）。屈肘，两手经面部前回收至胸前，约与肩同高，**指尖相对，掌心向下**；目视前下方。然后，微屈膝下蹲；同时，两掌缓缓下按至肚脐前。两掌继续**向下、向左右外分**至左右髋旁约15厘米处，**掌心向外，指尖向下**；目视前下方。从两掌下按开始配合口吐"嘻"字音。两掌掌背相对合于小腹前，掌心向外，指尖向下；目视两掌。重复六遍，本式共吐"嘻"字音6次。

💮 **要领**

提肘、分掌、向外展开、上举时鼻吸气，两掌从胸前下按、松垂、外开时呼气，口吐"嘻"字音。

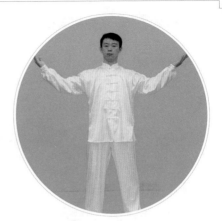

两手继续上提至面前，分掌、外开、上举，两臂成弧形，掌心斜向上

图 6-5-6 嘻字功

 作用

嘻字功可治由三焦不畅而引起的眩晕、耳鸣、喉痛、胸腹胀闷、小便不利等疾患。

（张其镇　尹中雅）

第六节　八段锦

概述

"八段锦"是我国民间广为流传的导引功法，它是由八个动作组成的一套既能健身又有防治疾病作用的导引功。八段锦的"锦"解释为由八个不同的动作编辑而成的一套功法，另外，此功法自古深受民众喜爱，又用"锦"来形容成精美的丝织品。八段锦功法从针对性而言某一动作可益于某一脏腑或防治某一疾病，如"双手托天"可以"调理三焦"；"两手攀足"可以"固肾腰"等。但人体是一个统一的整体，八段锦的每一个动作当然可以对人体某一部位起着一定作用，但总的来看，这个作用是综合性的、全面性的，必须把这八个动作综合起来才能达到理想的效果。功法特点：柔和缓慢，圆活连贯；松紧结合，动静相兼；神与形合，气寓其中。

动作详解

两手托天理三焦

🌸 基本动作（预备式）

两脚并步站立；双臂自然垂于体侧；身体中正，目视前方。随着松腰沉髋，身体重心移至右腿；左脚向左侧开步，**脚尖朝前**，约与肩同宽；目视前方。两臂内旋，**掌心向后**，两掌分别向两侧摆起，**约与髋同高**；目视前方。上动不停。（图6-6-1）

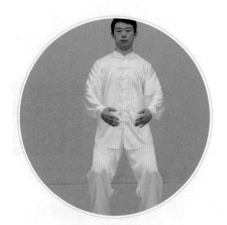

两腿膝关节稍屈；同时，两臂外旋，向前合抱于腹前呈圆弧形，与脐同高，掌心向内，两掌指间距约10厘米；目视前方

图 6-6-1 预备式

每段动作均采取此预备式开始。**颔首，含胸，拔背，收腹**，双目平视，舌抵上腭，周身放松，神态祥和，自然呼吸，精神内守。

🌸 基本动作（两手托天）

接上式。两臂外旋微下落，两掌五指分开在**腹前交叉**，掌心向上；目视前方。上动不停。两腿徐缓挺膝伸直；同时，两掌上托至胸前，随之两臂内旋向上托起，掌心向上；**抬头，目视两掌**。上动不停。两臂继续上托，肘关节伸直；同时，**下颏内收，动作略停**；**目视前方**。身体重心缓缓下降；两腿膝关节微屈；同时，十指慢慢分开，两臂分别向身体两侧下落，两掌捧于腹前，掌心向上；目视前方。上托时深吸气，收式时深呼气。本式托举、下落为一遍，共做六遍。（图 6-6-2）

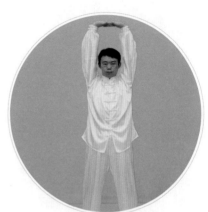

两臂继续上托，肘关节伸直；同时，下颏内收，动作略停；目视前方

图 6-6-2　两手托天理三焦

左右开弓似射雕

◉ 基本动作

接上式。身体重心右移，左脚向左侧开步站立，两腿膝关节**自然伸直**；同时两掌向上交叉于胸前，**左掌在外，两掌心向内**；目视前方。上动不停。两腿徐缓屈膝半蹲成马步；同时，右掌屈指成"爪"，向右拉至肩前；左掌成八字掌，左臂外旋，向左侧推出，**与肩同高，坐腕，掌心向左**，犹如拉弓射箭之势；动作略停；目视左掌方向。身体重心右移；同时，右手五指伸开成掌，**向上、向右划弧**，与肩同高，指尖朝上，掌心斜向前；左手指伸开成

掌，掌心斜向后；目视右掌。上动不停。重心继续右移；左脚回收成并步站立；同时，两掌分别由两侧下落，捧于腹前，**指尖相对**，掌心向上；目视前方。对侧动作同上，惟左右相反。重复两侧动作三遍后，身体重心继续左移；右脚回收成开步站立，与肩同宽，膝关节微屈；同时，两掌分别由两侧下落，捧于腹前，指尖相对，掌心向上；目视前方。双手开弓时吸气，双手收回时呼气。（图6-6-3）

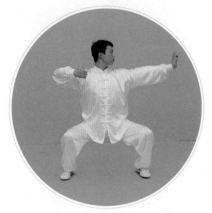

两腿徐缓屈膝半蹲成马步；同时，右掌屈指成"爪"，向右拉至肩前；左掌成八字掌，左臂外旋，向左侧推出，与肩同高，坐腕，掌心向左，犹如拉弓射箭之势

图 6-6-3　左右开弓似射雕

调理脾胃须单举

⊙ 基本动作

接上式。两腿徐缓**挺膝伸直**；同时，左掌上托，左臂外旋经面前上穿，随之臂**内旋上举**至头左上方，肘关节**微屈**，力达**掌根，掌心向上，掌指向右**；同时，右掌微上托，随之臂内旋下按至右髋旁，肘关节微屈，力达掌根，掌心向下，掌指向前，动作略停；目视前方。松腰沉胯，身体重心缓缓下降；两腿膝关节微屈；同时，左臂屈肘外旋，左掌经面前下落于腹前，掌心向上；右臂外旋，右掌向上捧于腹前，**两掌指尖相对**，相距约10厘米，

掌心向上；目视前方。对侧动作同上，惟左右相反。重复两侧动作三遍后，两腿膝关节微屈；同时，右臂屈肘，右掌下按于右胯旁，掌心向下，掌指向前；目视前方。单举时吸气，还原时呼气。（图6-6-4）

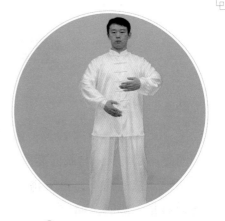

两腿徐缓挺膝伸直，同时，左掌上托，右掌微上托

图6-6-4 调理脾胃须单举

五劳七伤往后瞧

🌀 基本动作

接上式。两腿徐缓**挺膝伸直**；同时，两臂伸直，**掌心向后**，指尖**斜向下**，目视前方。然后上动不停。两臂**充分外旋**，掌心向外；头向左后转，动作略停；**目视左斜后方**。松腰沉胯，身体重心缓缓下降；两腿膝关节微屈；同时，两臂内旋按于髋旁，**掌心向下，指尖向前**；目视前方。对侧动作同上，惟左右相反。重复两侧动作三遍后，两腿膝关节微屈；同时，两掌捧于腹前，指尖相对，掌心向上；目视前方。后瞧时吸气，还原时呼气。（图6-6-5）

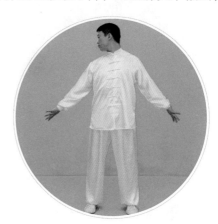

两臂充分外旋，掌心向外；头向右后转，动作略停；目视右斜后方

图6-6-5 五劳七伤往后瞧

摇头摆尾去心火

◎ **基本动作**

接上式。身体重心左移；**右脚**向**右开步**站立，两腿膝关节**自然伸直**；同时，两掌上托与胸同高时，两臂**内旋**，两掌继续上托**至头上方**，肘关节微屈，**掌心向上，指尖相对**；目视前方。上动不停，两腿徐缓屈膝**半蹲成马步**；同时，两臂向两侧下落，两掌扶于**膝关节上方**，肘关节微屈，**小指侧向前**；目视前方。身体重心向上**稍升起**，而后右移；上体先向**右倾**，随之右转俯身；**目视右脚**。上动不停。身体重心左移；同时，上体由右向前、向左旋转；目视右脚。身体重心右移，成马步；同时，头向后摇，上体立起，随之**下颌微收**；目视前方。对侧动作同上，惟左右相反。重复两侧动作三遍后，身体重心左移，右脚回收成开步站立，与肩同宽；同时，两掌向外经两侧上举，掌心相对；目视前方。随后松腰沉髋，身体重心缓缓下降。两腿膝关节微屈；同时屈肘，两掌**经面前下按至腹前，掌心向下，指尖相对**；目视前方。头部摇转时吸气，复原时呼气。（图6-6-6）

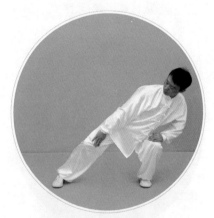

身体重心向上稍升起，而后右移；上体先向右倾，随之俯身；目视右脚。上动不停。身体重心左移；同时，上体由右向前、向左旋转；目视右脚

图 6-6-6　摇头摆尾去心火

双手攀足固肾腰

◉ 基本动作

接上式。两腿**挺膝伸直**站立；同时，两掌**指尖向前**，两臂向前、向上举起，肘关节伸直，**掌心向前**；目视前方。两臂**外旋**至掌心相对，屈肘，两掌下按于胸前，掌心向下，**指尖相对**；目视前方。上动不停。两臂**外旋**，两掌心向上，随之两掌掌指顺腋下向后插；目视前方。两掌心向内沿脊柱两侧向**下摩运至臀部**；随之上体前俯，两掌继续沿腿后向下摩运，经脚两侧置于脚面，弓背，目视后方；抬头，动作略停；目视前下方。两掌**沿地面前伸**，随之用手臂举动上体起立，掌心向前；两臂伸直上举，目视前方。本式一上一下为一遍，共做六遍。做完六遍后，松腰沉髋，重心缓缓下降；两腿膝关节微屈；同时，两掌向下按至腹前，**掌心向下，指尖向前**；目视前方。上体前屈时呼气，后伸时吸气。（图6-6-7）

上体前俯，两掌继续
沿腿后向下摩运，经脚两
侧置于脚面；抬头

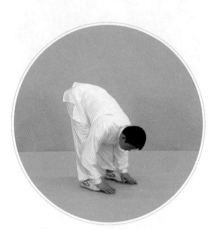

图 6-6-7 双手攀足固肾腰

攒拳怒目气力增

🔅 基本动作

接上式。身体重心右移，**左脚向左开步**；两腿徐缓**屈膝半蹲成马步**；同时，两掌握固，抱于腰侧，**拳眼朝上**；目视前方。左拳缓慢用力向前冲出，与肩同高，拳眼朝上；瞪目，视左拳冲出方向。左臂**内旋**，左拳变掌，**虎口朝下**；目视左掌。左臂**外旋**，肘关节微屈；同时，左掌向左**缠绕**，变**掌心向上后握固**；目视左拳。屈肘，回收左拳至腰侧，**拳眼朝上**；目视前方。对侧动作同上，惟左右相反。重复两侧动作三遍后，身体重心右移，左脚回收成并步站立；同时，两拳变掌，自然垂于体侧；目视前方。出拳时呼气，收拳复原时缓慢吸气。（图6-6-8）

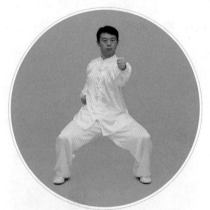

左拳缓慢用力向前冲出，
与肩同高，拳眼朝上；瞪目，
视左拳冲出方向

图6-6-8　攒拳怒目气力增

背后七颠百病消

🔅 基本动作

接上式。两脚跟提起；**头上顶**，动作略停；目视前方。两脚跟下落，**轻**

震地面；目视前方。本式一起一落为一遍，共做七遍。足跟提起时吸气，落下时呼气。（图 6-6-9）

两脚跟提起；头上顶，动作略停；目视前方。两脚跟下落，轻震地面；目视前方

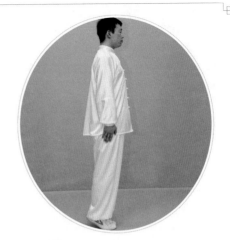

图 6-6-9　背后七颠百病消

收势

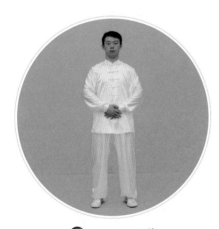

图 6-6-10　收势

◎ 基本动作

接上式。两臂内旋，向两侧摆起，**与髋同高，掌心向后**；目视前方。两臂屈肘，两掌相叠置于丹田处（男性左手在内，女性右手在内）；目视前方。两臂自然下落，两掌轻贴于腿外侧；目视前方。（图 6-6-10）

两臂屈肘，两掌相叠置于丹田处（男性左手在内，女性右手在内）

（张其镇　尹中雅）

附

篇

第七章 推拿功法常用术语

一、意念

意念是指大脑入静后的一种自律性调控,大脑处于轻度活跃状态。它是一种体悟、一种感受。姿势的调整、内气的运行、呼吸的调节等都是通过它来完成的。如若意念不集中,即使姿势、内气、呼吸控制的再好,也很难实现。因此,意念的锻炼,是推拿功法锻炼的重要环节。

二、入静

入静是指练功过程中,在意念集中的基础上,对内、外刺激反应减弱,使心神处于一种高度安静,轻松舒适的特殊的练功运动状态。入静一般分为三个阶段:第一阶段是自然舒适,呼吸柔和,情绪逐渐稳定,主动抑制各种杂念产生的初级阶段。第二阶段为入静渐深,思维净化,心神宁静,意念专一的中级阶段。第三阶段为呼吸深长,似有似无,气息与全身血脉相通,机体轻松虚架,自觉恬淡,静若止水的高级阶段。

三、杂念

杂念是指练功过程中出现的一些杂乱念头,古人称之为"散乱"。在练功过程中断续出现杂念并非异常现象,对待杂念,只要能做到情绪乐观,准备充分,专心致志,杂念自然就会减少。

四、意守

意，意念、思维也；守，即集中或保持。意守是指在功法锻炼过程中，将意念集中于身体的某一部位或某一事物的过程。其主要方法包括意守丹田法、意守穴位法、意守经络法等。意守要求练功者将意念全部集中在一定对象上，通过意守，可帮助练功者排除杂念，渐入入静状态，以便取得更好的练功效果。

五、丹田

丹田即是功法锻炼中以锻炼人体精气神以化丹的场所。其非点，亦非面，而是腹部的一个三维中心。一般分为上丹田、中丹田、下丹田。上丹田为"神"之所在；中丹田为气会膻中心包募穴，乃属"中焦"；下丹田为"元气"所在。

六、胎息

胎息是指像胎儿一样用脐呼吸。在功法锻炼中是一种高度柔和的腹式呼吸法。因胎儿通体柔软，无精气神的外耗，生命力最旺盛。

七、闭息

闭息是指在入静基础上通过调息、减息以至无息。无息，并不是完全没有呼吸，而是一种深化自然的缓慢呼吸，自己并不能意识到呼吸在进行而已。

八、真息

真息是指在深度入静状态中自然出现的柔匀深长、极度缓慢的呼吸状态，或无呼吸状态。古人称之为"真人"之息。"真人"亦指古代一种寿命极长的理想人物。古代真人之息的原意是指深长的呼吸，后世功法家将其引申为一种特殊的呼吸状态。

九、三关

三关是指当内气在任、督脉路线上运行时，督脉路线上有三处气不易通过的地方。第一关是尾闾关，第二关是夹脊关，第三关是玉枕关。

十、内气

内气指在练功过程中产生的一种"内动"现象，练功者在练功时所产生的特殊的"气"样感觉（温热，气流充盈、气样流动或温水荡漾等）。是人体在特定状态下呈现的物理特性和生化反应。

十一、昏沉

昏沉是指练功者在练功过程中，用意不及，意念淡化，或失去观察能力，以致放掉或忘记在练功进行中的意念，而出现昏昏欲睡的现象。主要表现为自觉意志散漫，或有口中流涎。因此在功法锻炼时切记要两目垂帘，微露一线，以免昏沉。

十二、内丹

内丹是以天人合一思想为宗旨，以人体为鼎炉，精气神为药物，而在体内炼丹的锻炼方式。主要分为炼神为主的虚静自然派；将体内元气积聚、发动、运行的归元派；以及神与气结合派，锻炼精气神。

十三、内观

"内"即人体内部，四肢百骸，五脏六腑。"观"即是功法锻炼入静状态中自我保持意念的返视状态。内观，就是指在练功入静时，需要意识内涵，收神返视，排除外界刺激干扰的内练方法，是内修静养的重要方法。

十四、八触

八触是指在练功过程中，在身心完全放松状态下出现的"动"、"痒"、"凉"、"暖"、"轻"、"重"、"涩"、"滑"八种练功感觉。可经常出现，也可偶尔出现。可单一出现，也可数次出现，由于练功者的意念集中在自己身体内部，机体对外的联系减少了，变相地提高了机体对内部的感应性。所以出现了不同的自我感觉。

十五、小周天

周天本义是指地球自转一周，在此指内气在机体内沿一定经络路线循行一周。小周天人体内气从丹田→尾闾关（长强穴）→循督脉→龈交穴（在唇内齿上龈缝中）→与任脉经相交而下，历经三关、三丹田和上下鹊桥（上鹊桥在印堂、鼻窍处，下鹊桥在会阴、谷道处），作周流运转。

十六、大周天

大周天是相对于小周天而已，指内气沿全身的所有静脉都走一遍，称大周天。有时大周天也指六字诀，把嘘、呵、呼、呬、吹、嘻六字顺次用鼻吸口呼，默念字音各六次。

十七、意气相随

意气相随是指练功者用自己的意念活动去影响呼吸和内气的运动，使体内的气息运动和意念活动协调起来。进行呼吸锻炼时，呼吸要随着意念缓缓进行，自然条件下把呼吸锻炼得柔细。进行内气锻炼时，则需要练功者以自己的意念活动进行"意守"，结合呼吸运动去影响"内气"的活动。从而得到"意气相随"的境界。

十八、恬淡虚无

恬淡虚无是指生活淡泊质朴，心境宁静愉快，外不受物欲的诱惑，内不存情虑激扰的一种状态。扫去所有阴霾疾患，使经络通畅，疾病无处可生。

十九、气沉丹田

气沉丹田是指练功时，在采用腹式深呼吸基础上，用意念引导气流下行而获得一种对丹田刺激的方法。功法锻炼时要做到气沉丹田，炼精化气，积累内气，形成内劲。

二十、意守丹田

意守丹田即是练功时有意识地引导意念关注于丹田。通过一段时间意守丹田锻炼，内气可聚，则在丹田处可有热、重、胀等感觉。

（张任　邱鹏）

推拿功法古籍节选

第八章

推拿功法练习历史悠久，不同的流派都有其相对独特的练习方法，有的侧重外力练习，有的侧重练气调神，本书收录的是目前较为常用的练功方法，但是还有更多古籍，有助于功法练习，现收集其一二，以飨读者。

一、彭祖导引法

（一）原文

常解衣被卧，伸腰，瞑①少时，五息止。引肾气，去消渴，利阴阳。

挽两足趾，五息止。引腹中气，去疝瘕②，利九窍③。

仰两足趾，五息止。引腹脊痹，偏枯，令人耳聪。

两足相向，五息止。引心肺，去咳逆上气。

踵内相向，五息止。除五络之气，利肠胃，去邪气。

掩左胫，屈右膝内压之，五息止。引肺气，去风虚，令人目明。

张脚两足趾，五息止。令人不转筋。

仰卧，两手牵膝置心上，五息止。愈腰同。

外转两足，十通止。法诸劳。

解发东向坐，握固，不息一通。举手左右导引，以手掩两耳，以指捏两脉边，五通。令人目明，发黑不白，治头风。

（二）注释

①瞑：闭眼 ②瘕：腹部蛊胀类疾病 ③九窍：即耳、目、口、鼻七窍，

并合前后二阴，总为九窍。

（三）按语

彭祖是古代长寿的代表人物，其长寿的秘诀在于导引之术。《庄子·刻意》中指出"吹嘘呼吸，吐故纳新，熊经鸟伸，为寿而已矣。"本功法尚不明确是否是彭祖所写，有待进一步考证。该功法适宜一早一晚联系，年老体弱者尤为适宜。

二、老子按摩法

（一）原文

两手捺髀，左右捩身二七遍。两手捻髀，左右扭肩二七遍。两手抱头，左右扭腰二七遍。左右摇头二七遍。两手托头，三举之。一手抱头，一手托膝。三折，左右同。一手托头，一手托膝，从下向上三遍，左右同。两手攀头下向，三顿足。两手相捉头上过，左右三遍。两手相叉，托心前，推却挽来[①]三遍。两手相叉，着心三遍。曲腕筑肋挽肘，左右亦三遍。左右挽，前右拔，各三遍。舒手挽项，左右三遍。反手着膝，手挽肘，覆手着膝上，左右亦三遍。手摸肩，从上至下使遍，左右同。两手空拳筑三遍，两手相叉反复搅，各七遍。外振手三遍，内振三遍，覆手振亦三遍。摩扭指三遍。两手反摇三遍。两手反叉，上下扭肘无数，单用十呼。两手上耸三遍。两手下顿三遍。两手相叉头上过，左右申肋十遍。两手拳反背上，掘脊上下三遍。（掘，揩之也。）两手反捉，上下直脊三遍。覆掌搦腕内外振三遍。覆掌前耸三遍。覆掌两手相叉交横三遍。覆掌横直，即耸三遍。若有手患冷，从上打至下，得热便休。舒左足，右手承之，左手捺脚耸上至下，直脚三遍，右手捺脚亦尔。前后捩足三遍。左捩足，右捩足，各三遍。前后却捩足三遍。直脚三遍。扭三遍。内外振脚三遍。若有脚患冷者，打热便休。扭以意多少，顿脚三遍。却直脚三遍。虎据，左右扭肩三遍。推天托地左右三遍。左右排山负山拔木②，各三遍。舒手直前，顿申手三遍。舒两手两膝各三遍。舒脚直反，顿申手三遍。捩内脊、外脊，各三遍。

（二）注释

①推却挽来：先前伸，再收回。

②负山拔木：下蹲起立，如搬重物。

（三）按语

老子按摩法出于《备急千金要方》，该法虽以"按摩"命名，实则是借老子之名的一种内功锻炼方法。其主要用四肢躯干的屈伸、扭转、按摩，使机体各个部位得到锻炼，进而达到祛病强身的效果。该法共有四十九式，皆是徒手、原地锻炼，无进退之分。练功者在锻炼时，可根据实际情况而运用。

三、圣济总录·治法·导引

（一）原文

一气盈虚，与时消息①。万物壮老，由气盛衰，人之有是形体也。因气而荣，因气而病，喜怒乱气，情性交争，则壅遏而为患，炼阳消阴，以正遣邪，则气行而患平。矧夫中央之地，阴阳所交，风雨所会，其地平以湿，其民食杂而不劳，其病多痿厥寒热，故导引按跷之术，本从中央来，盖斡旋气机②，周流营卫，宣摇百关，疏通凝滞，然后气运而神和。内外调畅，升降无碍，耳目聪明，身体轻强，老者复壮，壮者益治。圣人谓呼吸精气，独立守神，然后能寿敝天地，调和阴阳，积精全神，然后能益其寿命，盖大而天地。小而人物，升降出入，无器不有，善摄生者，惟能审万物出入之道，适阴阳升降之理，安养神气，完固形体，使贼邪不得入，寒暑不能袭，此导引之大要也。

（二）注释

①一气盈虚，与时消息：是指大自然之气的盈虚消长随四季变化而运动。

②翰旋气机：使机体的气机流动运转。

（三）按语

《圣济总录》是宋徽宗时期，由朝廷组织编写的医典。其内容是采集了历代医籍以及民间验方、医家献方综合整理汇编而成。《治法·导引》主要论述了阴阳与导引养生的关系，并详细讲解了如何调气养生，强身健体的理论观点。

四、去病延寿六字法

（一）原文

总诀：肝若嘘时目争精，肺知呬气双手擎，心呵顶上连叉手，肾吹抱取膝头平，脾病呼时须撮口，三焦客热卧嘻嘻。

肾吹气：肾为水病主生门，有疾尪羸气色昏，眉蹙耳鸣兼黑瘦，吹之邪妄立逃奔。

心呵气：心源烦躁急须呵，此法通神更莫过，喉内口疮并热痛，依之目下便安和。

肝嘘气：肝主龙涂位号心，病来还觉好酸辛，严重赤色兼多泪，嘘之病去立如神。

肺呬气：呬呬数多作生痰，胸膈烦满上焦痰，若有肺病急须呬，用之目下自安然。

脾呼气：脾病属土号太仓，有痰难教尽择方，泻痢肠鸣并吐水，急调呼字次丹成。

三焦嘻：三焦有病急须嘻，古圣留言最上医，若或通知去壅塞，不因此法又何知。

（二）按语

《去病延寿六字法》主要叙述了六字气法与脏腑的联系，以及与各种吐气法相应的导引姿态，因而该法当属动静结合的服气功法。分诀歌中，分别阐述了五脏及三焦的主要病证。该歌诀语言简洁，且易于牢记，内容丰富具体，为后世广泛传颂。

（张任　邱鹏）

参考文献

[1] 吕明. 推拿功法学 [M]. 北京：人民卫生出版社，2009.

[2] 徐俊，李江山. 推拿功法学 [M]. 上海：上海科技出版社，2011.

[3] 周信文. 推拿功法学 [M]. 上海：上海中医药大学出版社，1994.

[4] 吕明，金宏柱. 推拿功法学 [M]. 北京：人民卫生出版社，2014.

[5] 吕立江. 推拿功法学 [M]. 北京：中国中医药出版社，2012.

[6] 王之虹. 推拿手法学 [M]. 北京：人民卫生出版社，2001.

[7] 王之虹. 中国推拿 [M]. 长春：长春出版社，2000.

[8] 金宏柱. 中国推拿练功学 [M]. 上海：上海中医药大学出版社，1990.

[9] 刘天君. 中医气功学 [M]. 北京：中国中医药出版社，2005.

[10] 周信文. 推拿功法学 [M]. 上海：上海科学技术出版社，2001.5.

[11] 吕明，金宏柱. 推拿功法学 [M]. 北京：人民卫生出版社，2012.6.

[12] 李德印. 24 式太极拳教与学. 北京体育大学出版社，2009-4-1.

[13] 黎慧琳. 杨式太极简易 24 式拳. 成都时代，2008-3.

[14] 于志钧. 太极推手修炼. 北京：北京体育大学出版社，1996.8.

[15] 李亭全. 太极推手要论. 北京：人民体育出版社，2009.1.

[16] 吕明. 推拿功法学 [M]. 北京：人民卫生出版社，2013.

[17] 齐豹. 大学体育 [M]. 北京：北方交通大学出版社，2006.

[18] 黄明达. 图解彭祖寿经 [M]. 北京：九州出版社，2009.4.

[19] 孙思邈. 备急千金要方 [M]. 北京：人民卫生出版社，1953.5.

[20] 赵佶. 圣济总录 [M]. 北京：人民卫生出版社，2013.7.